심장
혈관
혈압
고민을
해결하는 방법

세계 No.1 심장외과의가 알려 주다

심장
혈관
혈압
고민을
해결하는 방법

미나미 카즈토모 지음

이주관 · 오시연 옮김

청홍

역자소개

이주관

부산 주관한의원 원장으로 동국대학교 한의과대학을 졸업했다. 대한한방성장학회 전 회장, 인제대학교 물리치료학과 외래교수 역임했으며, 한의사모임 Zero Pain 맥진내경학회 회장, 한의자연요법 지부회장 이다.

《혈압을 낮추는 최강의 방법》, 《근골격계 질환과 테이핑요법의 임상 실제》, 《침구진수》, 《의사에게 의지하지 않아도 암은 사라진다》, 《향기치료: 아로마테라피와 첨단의료》, 《얼굴을 보면 숨은 병이 보인다》 등의 번역서와 《고려의학 침뜸치료의 묘미》, 《맨손요법의 진가》, 《치매 걸린 뇌도 좋아지는 두뇌 제조》, 《당뇨병이 좋아진다》를 감수했다. 또한 MBC · KBS · KNN 등 건강프로그램에 다수 출연했다.

- http://www.주관한의원.com/
- e—mail: jook1090@hanmail.net
- 휴대전화: 010—9315—6633

오시연

동국대학교 회계학과를 졸업했으며, 일본 외어전문학교 일한통역과를 수료했다. 옮긴 책으로는 《병에 걸리지 않는 15가지 식습관》, 《당신의 뇌는 최적화를 원한다》, 《가족 치료로 암을 없앤다》, 《엄마가 믿는 만큼 크는 아이》, 《나는 너를 용서할 수 있을까》 등이 있다.

살다 보면 내가 늙었구나 하고 실감하는 순간이 반드시 찾아온다. 앞날이 보이는 듯해 마음이 허전해진다. 나이가 들었다고 해서 모든 사람이 병에 걸리진 않는다. 그러나 서른이 넘으면 정도의 차이는 있지만 대부분 동맥경화가 발생하고 고혈압이나 당뇨병으로 진행되는 흐름에 속도가 붙는다.

심혈관 계통의 질병은 눈에 보이지 않으며 자각 증상이 없어서 모를 뿐이다.

가장 흔한 질병은 고혈압으로 환자 수가 천만 명을 넘는다. 고혈압 후보까지 합치면 60세 이상 중 절반이 심혈관 질환에 관련된 어떤 증상을 앓고 있다.

어느 유명한 운동선수가 뇌경색으로 쓰러졌다. 그

렇게나 활기차고 건강해 보이던 사람이 병으로 쓰러지리라고는 아무도 상상하지 못했을 것이다. 신속한 치료와 꾸준한 재활운동으로 목숨은 건졌지만, 예전처럼 스포츠 분야로 복귀하지는 못했다. 그는 심장 부정맥으로 인한 뇌경색으로 진단을 받았다.

몸을 혹사하면 심장은 심혈관계를 제대로 기능하게 하려고 그만큼 혈액량을 증대한다. 그러면 혈관에 부담이 간다. 혈관은 영양소와 산소를 실어 나르며 노폐물을 빼내는 역할을 한다. 그러므로 혈관이 건강을 유지해야 우리 몸의 뼈와 장기, 근육, 모든 조직 세포가 정상적으로 기능할 수 있다.

이미 증상이 나타났거나 건강 검진 결과가 나쁜 사람은 이제 몸이 건강하지 않다는 것을 알게 된다. 하지만 무엇을 하면 되는지는 여전히 모른다. 정보가 없어서 지금의 생활을 개선하지 못하고 결국 상태가 점점 악화한다.

혈관병은 온몸에 퍼지는 병이다. 동맥경화가 진행되면 언제 심장이나 뇌동맥이 막힐지 알 수 없다.

인간의 몸은 노화를 이길 수 없다. 좀 오래 걸으면 숨이 차고 먼 곳에 나가면 자주 휴식을 취해야 하는 것은 어쩔 수 없는 일이다.

하지만 매일 즐겁게 산책하고 내 손으로 집안일도 하며 동네를 걸어 다니고 이따금 해외여행을 하는 생활은 나이를 먹어도 충분히 할 수 있다.

심혈관 질환을 앓는 사람과 그렇게 될 확률이 높은 사람은 생활습관을 바꾸지 않으면 혈관이 점차 쇠퇴한다. 나는 70세가 넘었지만, 건강 진단 수치에 문제가 없다. 혈관 나이는 내 나이에서 20을 빼면 된다. 이렇듯 관리만 잘하면 누구나 젊고 건강한 혈관을 유지할 수 있다.

지금까지 책을 몇 권 집필해 직접 만난 적이 없는 이들에게도 건강하게 사는 법을 알려줄 수 있었다. 그 가

운데 송구스럽게도 내게 진찰을 받고 싶다는 사람도 있었고 정말로 내 책을 지참하고 병원을 방문한 사람도 있었다.

나는 이 책을 심혈관 계통 질환에 시달리는 사람과 그 질환에 걸릴까 봐 불안한 사람에게 직접 조언하는 심정으로 썼다. 이 책은 '심혈관계에 관련된 생활습관병'을 먼저 알아보고 사망 원인 중 상위에 올라있는 심장 질환, 뇌혈관 질환을 중심으로 구체적인 증상과 특징, 병에 걸린 뒤의 대처법을 살펴본다.

심혈관 질환은 의료비의 20.5%를 차지하는 최대 질병이다. 즉 심혈관 질환은 의료비를 압박하는 최대 요인이다. 그래서인지 TV나 잡지에서도 '혈관을 강화한다', '콜레스테롤 수치를 낮춘다'와 같은 주제별로 건강 관련 정보를 단편적으로나마 종종 소개하고 있다.

물론 아무것도 하지 않는 것보다는 단편적으로나마 정보를 파악하는 게 낫다. 다만 건강법을 훑어본다고 정말로 건강한 몸이 되진 않는다. 심혈관 질환의 치료 및 개선은 종합적 측면에서 이루어지므로 결과적으로 만병을 예방하는 효과가 있다.

　사람들은 몸 상태가 안 좋거나 피곤하다고 느끼면 그제야 휴식을 취한다. 그러나 건강이라는 측면에서 생각하면 상태가 나빠지기 전, 피곤해지기 전에 어떻게 행동하는가가 중요하다.

　'건강해지기에 이미 늦은 나이'란 없다. 이미 심혈관계 질환의 증상이 있는 사람이나 그 위험을 인지한 사람은 이 책에 나오는 의학적 조언을 받아들이고 자신의 생활습관에 적용하기를 바란다.

　정말로 건강한 사람은 기력과 활력이 넘친다. 육체적인 건강을 손에 넣으면 젊었을 적의 적극성과 열정이 다시 솟는다. 이러한 심리적 충만감은 일상생활에 리듬을 주어 인간답고 풍요로운 인생을 보낼 수 있게 한다.

목차

005 … 서문

제 1 부
심혈관 계통의 이상을 진단하는 법

016 … **고혈압은 위험한 증상**
017 … 어떤 병에 걸릴 위험이 있는가
019 … 혈압강하제
024 … 혈압 측정은 중요하다
027 … 치료의 기본은 생활습관 개선

041 … **관상동맥 질환 발병 위험을 높이는 고지혈증**
047 … 운동요법
049 … 약물요법
052 … 드물지 않은 유전성 고지혈증

054 … **지금 가장 조심해야 할 당뇨병**
058 … 당뇨병의 유형
061 … 당뇨병 검사
062 … 당뇨병 합병증
066 … 약물요법
066 … 식이요법
070 … 운동요법

제 2 부

혈관병은 전신병

074 ⋯ 생활습관이 나쁘면 혈관병에 걸린다

078 ⋯ 하지정맥류

081 ⋯ 혈관이 좁다는 것을 알았다면?

088 ⋯ 혈액 순환을 직접 파악하는 방법

제 3 부
순환 장애로 인해 생기는 질병들

094 ⋯ 부정맥이 되면 약을 먹어야 할까?
100 ⋯ 심방세동
102 ⋯ 치료 방법

105 ⋯ 심장에 어떤 이상 증세를 느낄 때는⋯
108 ⋯ 검사

112 ⋯ 심장 기능이 저하되면⋯

114 ⋯ 죽음에 이르는 병, 뇌혈관 질환
116 ⋯ 뇌출혈
117 ⋯ 지주막하출혈
119 ⋯ 뇌경색
120 ⋯ 검사
121 ⋯ 치료법
125 ⋯ 합병증이 생길 위험
126 ⋯ 후유증
127 ⋯ 예방

129 ⋯ 심장이 나쁜 사람은 신장 장애도 주의하자!
132 ⋯ 검사
134 ⋯ 치료법

137 ⋯ 치매는 뇌혈관 이상일 때도 일어난다
139 ⋯ 치료법

제 4 부

심혈관 질환을 예방하기 위한 생활습관 개선

144 … 왜 생활습관병에 걸리는가?

150 … 어떻게 생활습관을 개선하면 될까?

155 … 건강한 사람은 어떤 식으로 휴식을 취할까?

161 … 자율신경의 균형을 잡으면 건강해진다

167 … 운동을 자신에게 처방하고 있는가?

171 … 혈관의 유연성을 강화하는 스트레칭

174 … 누워서 하는 트레이닝으로 혈류를 늘린다

178 … 걷는 법을 바꾸면 자세가 바뀐다!

182 … 식사는 너무 어렵게 생각하지 않는다

188 … 주치의의 중요함

192 … 후기

제 1 부

심혈관 계통의 이상을 진단하는 법

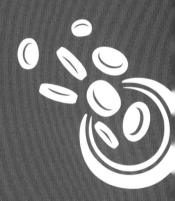

고혈압은
위험한 증상

혈관 내부의 압력을 혈압이라고 하는데, 보통은 동맥 내부의 압력을 가리킨다. 혈압은 펌프 역할을 하는 심장이 수축(쪼그라들어 혈액을 내보낸다)할 때 최대치가 되고 확장(부풀어 올라서 혈액을 흡수한다)할 때 최소치가 된다.

수축기 혈압을 최고 혈압, 이완기 혈압을 최저 혈압이라고 한다. 정상 혈압 범위는 수축기 혈압이 140mmHg(수은주밀리미터) 미만, 이완기 혈압이 90mmHg 미만이다. 여러 날에 걸쳐 측정해도 이 수치를 벗어나면 고혈압이라는 진단을 내린다.

모든 병에는 원인이 있다. 초음파 검사(에코)로 동맥경화의 유무를 알 수 있는데, 원인을 알 수 없는 고혈압(본태성 고혈압)은 전체 고혈압 중 2분의 1 정도이며 나머지 3분의 1은 동맥경화성, 호르몬 이상이 15%, 자율신경실조증이 15%를 차지한다.

다시 말해 3분의 2는 동맥경화가 진행되지 않도록 운동을 습관화하고 콜레스테롤을 과다 섭취하지 않도록 주의하며 자율신경의 균형을 유지하는 등 생활습관을 개선하는 방식으로 대처할 수 있다. 그래도 낫지 않으면 약을 먹어야 한다.

어떤 병에 걸릴 위험이 있는가

고령자(60세 이상)의 4명 중 1명은 고혈압이라고 할

만큼 우리 주변에 흔히 보이는 증상이 고혈압이다. 그런데 고혈압이면 혈액이 몸 구석구석까지 충분히 전달되지 않아서 머리가 멍하거나 의식장애(갑자기 쓰러지는 것, 실신 발작)를 일으킬 가능성이 있다.

갑자기 증상이 악화해 죽음에 이르는 일은 별로 없지만, 고혈압이 계속되면 동맥이 막히거나 혈관이 끊어지거나 뇌출혈이 발생할 수 있다. 심장이 비대해져 심부전으로 발전하기도 한다.

무시무시한 심혈관계 질병이 우리를 기다리고 있음에도 고혈압은 대부분 이렇다 할 어떤 증상이 나타나지 않는다. 그래서 '침묵의 살인자(Silent killer)'라고도 불린다.

고혈압이라는 진단을 받으면 무조건 약을 먹는 것도 좋지 않은 치료법이다. 약으로 혈압을 낮추는 것은 혈압이 낮다는 증상을 바꾸는 것뿐이다. 증상이 호전되면 약을 끊게 되지만 좋지 않은 생활습관을 그대로 지니고 있으면 근본적인 원인이 전혀 해결되지 않은 상태라 할 수 있다.

　나는 제일 먼저 생활습관부터 개선하라고 조언한다. 그리고 2개월 뒤 다시 병원에 오라고 한다. 혈압을 재고 심전도를 보며 혈액 검사를 하여 수치가 개선되었는지 조사한다. 내 조언에 따라 생활습관을 바꾸고 세 번째(반년 뒤)로 병원에 왔을 때도 증상이 개선되지 않은 경우에만 약 처방을 검토한다.

혈압강하제

　이번에는 흔히 처방되는 혈압강하제를 살펴보겠다. 원칙적으로 심혈관계 질환 약은 어떤 작용을 억제해서 부차적으로 혈류를 개선하는 약이라고 생각하자.
　의사의 권유에 따라 수십 종이나 되는 약을 장기적

으로 먹는 사람도 있다. 예전에 내가 본 어떤 사람은 고혈압에 협심증이 오고 신장도 부어서 이뇨제를 복용하는 등 15종의 약을 먹었다.

그는 생활습관이 나빴으므로 약으로 증상을 완화하려고 하다가 몸 상태를 더욱 망가뜨렸다. 약을 전부 중단하고 일찍 일어나고 일찍 자는 습관을 들이자 두 달도 되지 않아 몸 상태가 회복되었다.

약을 중단하는 데는 위험이 따르므로 먼저 검사를 정확히 해야 한다. 그러나 혈관을 강화하고 혈액의 질을 높이려면 기본적으로 생활습관을 바로잡아야 한다는 점을 알고 약에 의존하지 않고 살 수 있도록 일상생활의 습관을 바로잡자.

●칼슘(Ca) 길항제

혈관 세포 내에 칼슘이온이 흘러 들어가는 것을 억제하여 혈관을 확장해서 혈압을 낮춘다. 협심증에도 효과적이다.

부작용 저혈압, 현기증, 가슴 두근거림, 안면 홍조, 부기, 혈관부종, 신장 기능 장애

● 안지오텐신 전환효소 저해제(ACE)
안지오텐신 수용체 길항제(ARB)

부신에서 분비되어 혈액량을 늘리는 안지오텐신이라는 호르몬 작용을 억제함으로써 혈압을 떨어뜨린다. 심부전과 신장에 작용하는 강하제다.

부작용 기침, 현기증, 불면증, 혈소판 감소, 혈관부종

● 이뇨제(라식스, 알닥톤)

신장에서 배출되는 소변량이 감소하면 체내를 순환하는 혈액량이 늘어나 심장에 부담이 간다. 이뇨제로 식염과 물을 내보냄으로써 혈압을 낮춘다.

부작용 탈력감, 구토감, 식욕 부진, 설사, 현기증, 두통

● 베타 차단제(베타 블로커)

교감신경의 수용체(베타 수용체)를 차단(블로킹)해 심장이 과도로 수축하지 않도록 한다. 협심증과 부정맥에도 효과적이다.

부작용 심박수 저하

● 디기탈리스

심방과 심실 사이의 자극 전도 속도를 억제해 심박수를 떨어뜨리고 심장이 한 번에 배출하는 혈액량을 늘린다.

부작용 현기증, 두통, 식욕 부진, 구토감, 설사

● 아스피린(항혈소판제)

혈액을 응고하는 혈소판 작용을 억제해 혈액을 맑게 한다.

부작용 출혈, 위의 통증, 천식 발작

● 와파린(항응고제)

심방세동(심방이 매우 빠르고 불규칙하게 수축하는 상태)이 있거나 심장판막을 인공판막으로 대체한 사람에게 반드시 처방하는 약이다. 혈액이 비타민K를 이용해 응고하는 작용을 막는다.

부작용 출혈, 간 기능 저하

그밖에도 중추신경에 작용하는 약이나 혈관을 확장하는 약이 쓰이기도 한다.

고혈압을 일과성 감기처럼 인식하는 사람도 적지 않다. 열이 떨어지면 약을 먹지 않듯이 3~4주 뒤 약을 중단하는 사람은 내 경험에 비추어 80%는 되는 듯하다. 혈압강하제를 사용하면 평생 약을 먹어야 하는 것 아닌지 불안해하는 사람도 있지만, 고혈압의 원인을 파악하고 그 점을 개선하면 복용을 중단할 수 있다.

혈압 측정은 중요하다

　매일 혈압을 측정하는 사람도 많다. 혈압은 평소에 잴 때는 정상이다가 병원에만 오면 긴장해서 평균 10mmHg/5mmHg 정도 상승하는 경향이 있다. 개중에는 50mmHg 이상 오르는 사람도 있다. 이를 백의 고혈압이라 하며 이런 경우에는 원칙적으로 혈압강하제가 필요 없다. 반대로 혈압이 병원에서 재면 정상이지만 평소에 가정에서 재면 높아 고혈압인 사람도 있다.

　간혹 의사가 혈압강하제 효과가 충분하지 않다고 판단해 백의 고혈압인 사람에게 복용량을 늘려서 혈압이 지나치게 떨어지는 일이 있다.

　가정에서 재는 혈압이 고혈압 치료에 얼마나 중요한지 알고 있을 것이다. 고혈압에 관련된 심혈관 장애는 병원에서 측정한 수치보다 가정에서 측정한 수치와의 연관이 강하다고 한다. 의사도 중요한 참고자료로 생각하므로 꼭 가정에서 꾸준히 혈압을 측정하자.

병원에 올 때 오랫동안 지하철이나 차를 타고 오는 환자가 있는데, 그 경우 병원에 오자마자 혈압을 재면 대부분 높은 수치가 나온다. 병원에 도착한 뒤 최소한 15분은 지나서 혈압을 측정해야 정확한 수치를 알 수 있다. 가정 혈압은 병원 혈압보다 기준 수치를 낮게 잡는다. 가정 혈압이 135mmHg/85mmHg 이상이면 고혈압이라고 진단된다.

또 밤보다 아침이 교감신경이 활발해져 혈압이 높아진다는 것을 기억하자.

혈압은 손목이나 목을 재는 것보다 팔에 커프를 감고 측정하는 것이 정확하다.

혈압강하제를 복용하는 사람은 아침 식사를 하기 전이나 약을 먹기 전에 혈압을 재자. 아침에 시간이 없다면 저녁 식사를 한 지 2시간 뒤부터 취침 전 사이에 측정하자.

또한 복용한 뒤 2~4시간 사이에 틈틈이 혈압을 재서 혈압강하제 때문에 혈압이 너무 떨어지지는 않았는지도 확인하자.

혈압은 작은 요인으로도 금방 변화하므로 기본적으로 매일 측정한다. 아침과 밤에 각각 1회, 되도록 편안한 환경에서 재고 아침에 나온 수치를 기준으로 판단한다.

날짜와 맥박수, 약 복용 시간, 그날의 몸 상태나 증상 등도 기록하자. 밤에 잴 때는 음주나 입욕 직후에는 측정하지 않는다. 혈관이 확장해 혈압이 낮아지기 때문이다.

고령자는 혈압이 높으므로 최고 혈압이 150mmHg 정도여도 밤에 잰 혈압이 정상 범위(약 120mmHg)이면 크게 걱정하지 않아도 된다. 180mmHg 등 눈에 띄게 높은 경우가 고혈압이다.

반면 아침의 최고 혈압이 140mmHg이지만 밤에도 140mmHg라면 동맥경화가 진행 중이거나 자율신경의 균형이 무너졌을 가능성이 있다.

혈압이 너무 들쑥날쑥할 때는 부정맥이 의심되므로 심전도 검사를 해보자.

두 팔의 혈압을 모두 측정해서 그 수치가 너무 차이가 나지 않는지도 확인하자. 쇄골 아래의 동맥에서 팔을 향해 뻗어가는 혈관이 협착되면 혈압이 다른 쪽 팔보다 낮다.

혈압 변동에 맞추어 마음대로 혈압강하제를 늘리거나 줄이는 것은 금물이다. 반드시 주치의와 상의하도록 하자.

치료의 기본은 생활습관 개선

고혈압이라는 진단을 받으면 염분 섭취량을 줄여야 한다. 폭식과 폭음도 안 되고 자율신경을 편하게 해줘야 한다. (On·Off를 전환한다.) 이런 점을 의식하며 혈압을 올리지 않는 생활을 하는 것이 중요하다.

고혈압의 원인으로는 젊은 사람의 경우 자율신경실조(자율신경 기능 이상), 50세부터는 동맥경화가 가장 많이 꼽힌다. 이 경우 혈관 나이를 확인해보자. 실제 나이보다 혈관 나이가 많은 사람은 염분을 과다 섭취하는 등 식습관에 문제가 있거나 과로로 생활이 불규칙해져서 교감신경이 활성화되어 있을 수 있다.

자신이 고혈압이어서 고민하는 사람에게 나는 제일 먼저 식생활이 어떤지 확인한다. 그런 다음 몇 시에 자고 몇 시에 일어나는지, 자율신경의 균형이 무너질만한 생활을 하고 있지 않은지 확인한다.

이때 원인을 파악하는 것이 중요하다. 생활습관이 좋은데도 고혈압인 사람은 자신이 알아차리지 못하는 어떤 스트레스를 받고 있을 가능성이 있다.

병원에 가면 의사의 주도하에 증상을 해소하는 치료를 하므로 혈압이 높은 사람에게는 혈압을 단기간에 내리는 약을 처방할 수도 있다.

그러나 약은 우리 몸을 건강하게 만드는 게 아니라 건강하지 않은 증상을 억제하는 물질이다. 병의 원인인 생활습관을 바꿀 수 있는 것은 환자 본인뿐이다. 그리고 그 성과를 얻으려면 최소 3개월은 걸린다.

또 일시적으로 성과가 나타나도 생활습관이 예전으로 돌아오면 다시 혈압이 상승한다. 혈압이 높은 사람은 건강해지는 노력은 자신만이 할 수 있음을 깨닫고 다음과 같은 습관을 들이도록 애쓰자.

■1 염분량

우리 몸은 매일 3~5g의 염분을 잃으므로 하루에 평균 6g(1작은술)의 염분이 필요하다.

그런데 일본인의 염분 섭취량은 남성이 10.9g, 여성은 9.2g으로 나이를 먹을수록 늘어나는 경향이 있다. (※한국인의 하루 염분 섭취량은 1인당 8~12.5g으로 역시 높은 편이다. ─ 옮긴이)

작고 동그란 빵 2개, 스프, 소스, 인스턴트식품, 짭쪼름한 과자가 1.2g, 소시지 종류, 햄, 살라미(슬라이스 3장)가 1.8g이다. 중화요리 정식을 먹으면 그것만으로도 하루에 필요한 염분량을 훌쩍 넘는다. 양식도 스테이크나 함박스테이크에는 4~5g 염분이 있다.

나트륨양만 표기된 가공식품도 많은데, 나트륨 함유량은 식염량이 아니다. 식품이나 음료수에 들어있는 식염량은 그 식품의 나트륨양을 2.5배로 하면 산출할 수 있다.

나트륨양은 소변 검사로 측정할 수 있다. 150mEq/l(리터당 밀리그램 당량. 1리터 중에 1밀리그램당량의 전해질이 녹아 있는 것을 말한다. - 옮긴이)을 넘으면 식염 과다 섭취라 할 수 있다. 그 경우에는 의사와 상의하자.

식염을 1g 줄이면 혈압이 0.5~1mmHg 떨어진다고 한다. 물론 개인차가 있으므로 식염량을 제한해도 좀처럼 효과가 나타나지 않는 사람도 있다.

짠맛의 무서운 점은 혀가 점차 그 맛에 길들여진다는 것이다. 간이 센 음식을 먹는 사람일수록 더 짭조름한 맛을 원하며 염분 섭취량을 점점 늘려간다.

먼저 식자재 본래의 맛을 느껴보자. 가공식품이나 조미료를 최대한 삼가자. 식자재 자체의 맛으로 만족하지 못할 때는 허브나 향신료 등 간장, 소금, 된장 대신이 되는 것으로 간을 하는 등 여러 방법을 써보자.

식자재의 맛만으로는 뭔가 허전한 느낌은 초반에만 그렇다. 3주를 목표로 식사 방식을 개선해보자. 본래의 미각으로 돌아오면 애써 염분을 줄이지 않아도 필요한 염분량으로 하루 세끼를 즐길 수 있다.

2 체중 조절

체중이 무거운 사람은 근육층 안에 있는 혈관이 체지방으로 꽉 조여진 상태다. 1kg을 감량하면 혈압은 1~1.5mmHg 떨어진다고 하므로, 비만인 사람은 조금만 감량해도 효과가 있다.

비만 정도를 나타내는 지표로 BMI(신체질량지수)가 있다. 다음과 같이 쉽게 계산할 수 있으므로 때때로 비만도를 확인해 표준 체중이 되도록 노력해보자.

BMI = 체중(kg) ÷ 키(m)의 제곱

체중 65kg, 키가 170cm인 사람은

65÷(1.7×1.7)로 계산하면 된다. 이 사람의 BMI지수는 22.5다.

일본비만학회 기준으로 18.5~25는 '보통 체중', 그 이상은 '비만'으로 규정한다.

비만한 사람은 혈중 지방이 쉽게 과다해지고 보통 체중인 사람보다 2~3배 높은 비율로 고혈압이 된다. 또한 고요산혈증, 당뇨병을 앓기 쉽다.

체중이 감소해도 혈압이 내려가지 않는 경우도 있다. 그러나 체중이 증가할수록 심장이 불필요한 혈액을 보내야 하므로 박출량이 증가하고 혈압이 확실하게 상승한다. 비만이 당뇨병이나 고지혈증의 '밑바탕'이 되기 쉬운 점은 말할 것도 없다.

비만이라고 해서 갑자기 운동을 시작하라는 것은 아니다. 심혈관계 문제 유무를 검사한 뒤 주치의와 상의하자.

또 한 달에 2kg 이상 감량하는 것은 신체 조직까지 감소하므로 바람직하지 않다. 신장 기능이 정상이라면 세포를 만드는 근원인 단백질을 충분히 섭취하자.

운동은 걷기, 수영, 자전거 등 손발의 대근육을 움직이는 전신운동이 적합하다. 하지만 골프, 테니스, 축구 등 과도하게 하지만 않으면 어떤 운동도 괜찮다.

적당한 운동은 필요하다. 운동은 중독성이 있으므로 운동을 계속하면 운동을 해야 기분이 상쾌해진다.

가능한 범위에서 유산소운동을 주 2~3회 하도록 하자. 혈압 강하 효과가 수치로 나타나는 것은 약 4주째부터라고 한다. 유산소운동 범위는 최대심박수의 65~82%이지만 이렇게 말하면 이해하기 어려우므로 다음 식을 이용해 계산하는 게 편하다.

● **유산소운동 범위**

최대 : (220 − 나이) × 0.75(75%)

최소 : (220 − 나이) × 0.6(60%)

혈압강하제를 복용하는 사람은 맥박수가 좀처럼 오르지 않으므로 운동 강도를 점점 올리다가 무산소운동을 하게 될 우려가 있다. 목표 심박수의 최소를 최대치로 잡고 주치의와 상의하면서 운동에 몸을 적응시키자.

❸ 알코올 절제

음주량이 늘어날수록 혈압이 높아져 고혈압이 될 확률이 크다. 하루 알코올 섭취량은 맥주 500㎖, 정종 180㎖, 위스키 더블 한 잔(60㎖), 와인 한 잔(120㎖)이

유산소운동의 목표 심박수 (기준)

80세	84 ~ 105
70세	90 ~ 113
60세	96 ~ 120
50세	102 ~ 128
40세	108 ~ 135

상한선이다. 여성은 절반 수준으로 떨어진다.

그런데 이것은 술을 잘 마시는 사람에게 적용되는 기준이다. 술을 잘 마시는 사람이란 정종 180ml를 마셔도 전혀 취하지 않는 사람이다. 일본인의 약 10%는 알코올 분해효소가 거의 없다. 그런 사람은 소량만 마셔도 건강에 좋지 않다.

술을 잘 마시는 사람도 알코올은 의존성이 강하므로 주량이 점차 늘어나 간장이나 신장에 부담을 주게 된다. 술을 마셔도 맥주 한 잔 정도가 적당하다.

술이 들어가면 위장이 활발하게 움직이므로 식욕이

솟고 혈관이 확장되어 동맥경화를 억제하는 효과가 있다. 하지만 알코올에 의지하지 않고도 운동을 하면 혈액 순환을 원활하게 할 수 있다.

알코올로 심박수가 상승하거나 순환혈액량이 증가하면 심장과 혈관에 부하가 걸린다. 뇌출혈, 부정맥, 심장비대 등의 위험인자이기도 하다. 열량이 높으니 비만이 되기도 쉽다.

▣ 미네랄 섭취

미네랄(칼륨, 칼슘, 마그네슘)이 부족하면 신장의 활동성이 떨어진다. 앞서 말했듯이 신장 기능이 악화하면 혈액량이 늘어나 심장에 부담이 간다.

미네랄을 풍부하게 함유한 채소나 해조류를 적극적으로 섭취하자. 데치거나 조리면 미네랄은 국물로 빠져나가므로 되도록 생으로 먹는 것이 좋다.

그렇다고 건강보조식품을 챙겨 먹을 필요는 없다. 충분한데도 계속 섭취해도 되는 것은 비타민 계통뿐이며 미네랄은 몸에 과도하게 쌓이면 혈압이 올라가기 때문이다.

●칼륨, 마그네슘을 많이 함유한 식자재

채소, 과일, 해조, 콩류, 견과류

●칼슘이 풍부한 식자재

우유, 해산물

이미 신장 기능이 약한 사람에게는 단백질이 풍부한 우유와 해산물은 권하지 않는다.

5 자율신경 조절

인간이 활동하면 교감신경이 자극되어 아드레날린이 분비되고 혈관이 수축한다. 또 짜증이 나거나 긴장하면 교감신경이 활성화되어 혈압이 높아진다.

반대로 긴장이 완화되면 부교감신경이 활성화되어

혈관이 확장되고 혈압이 떨어진다. 병원에 입원해서 안정을 취하기만 해도 혈압이 내려가는 경우가 많은데, 이것은 과도한 스트레스가 고혈압에 나쁜 영향을 미쳤기 때문이다.

자율신경에는 역치(閾値)가 있다. 역치가 낮으면 아주 약간의 자극에도 교감신경이 과도하게 반응해 짜증이 나고 심한 긴장 상태가 된다. 자율신경의 역치가 낮아지진 않았는지 여기서 한번 확인해보자.

□ 최근 쉽게 지친다.

□ 사우나를 한 뒤 욕탕에 들어가지 않는다.

□ 땀을 별로 흘리지 않는다.

□ 손발이 항상 차다.

□ 감정적이고 금방 짜증이 난다.

해당 항목이 많을수록 자율신경의 역치가 떨어졌다

고 생각하면 된다. 교감신경 뒤에는 반드시 부교감신경이 활성화되므로 음악을 듣거나 영화나 연극을 보거나 독서를 하거나 취미를 갖고 거기서 받는 감동을 차분히 음미하자. 무언가를 활동한 뒤의 성취감이나 뿌듯함을 느끼는 것이다.

자극이 없어졌다, 의욕이 없어졌다, 감동하는 일이 없어졌다는 것은 역치가 떨어졌다는 신호다. 만족감이나 행복감을 크게 느낄수록 자율신경의 역치가 높아진다.

⑥ 금연

말할 것도 없이 흡연은 백해무익이다. 니코틴 작용으로 혈관이 수축해 담배 한 대에 10~20mmHg의 혈압을 올린다고 한다.

흡연은 암, 폐와 소화기 관련 질병뿐 아니라 협심증, 심근경색, 뇌경색, 폐쇄성동맥경화증 같은 동맥경화성 질환을 촉발한다. 하루 2~3대 흡연도 관상동맥 질환을 일으킬 위험을 50%나 높인다. 피가 쉽게 응고되어 혈전증을 일으킬 위험도 있다.

더욱 나쁜 것은 흡연은 다른 위험인자에도 영향을 주어 LDL콜레스테롤 수치를 높이고 HDL콜레스테롤 수치를 내린다는 사실이다. 동맥경화에 걸릴 위험도 높인다. 흡연자는 심혈관 질병과 암 사망률이 비흡연 자보다 1.5~2배 높다. 고혈압을 치료하고 싶다면 즉 시 담배를 끊도록 하자.

관상동맥 질환
발병 위험을 높이는
고지혈증

혈중 지질에는 콜레스테롤, 중성지방, 인지질, 유리지방산의 4종류가 있다.

콜레스테롤은 세포나 혈관 내벽을 만드는 데 필요한 성분이다. 혈액을 타고 운반하려면 리포단백류로 감싸야 하는데, 리포단백류는 두 종류가 이다. 여러분이 잘 아는 HDL콜레스테롤(고농도 리포단백)과 LDL콜레스테롤(저농도 리포단백)이다.

LDL은 간장(肝臟)에서 콜레스테롤을 몸 구석구석까지 운반한다. 입자가 작아서 혈관벽에 균열이 났거나 갈라지는 부위에 쌓여 아테롬(atheroma, 죽종)이라는 종양을 형성해 동맥의 석화화(동맥경화)를 일으키므로 나쁜 콜레스테롤이라고 불린다.

HDL콜레스테롤은 불필요한 콜레스테롤을 모아와 간장으로 되돌린다. 동맥경화를 예방해 주므로 착한 콜레스테롤이라고 불린다.

LDL 수치가 높아도 HDL 수치도 동시에 높으면 문제가 없다. 일반적으로 LH비율(LDL 콜레스테롤 ÷ HDL콜레스테롤)이 2 이하가 바람직하다고 한다. LDL이 160mmHg라는 높은 수치가 나와도 HDL이 80mmHg 이상이라면 문제가 없다는 말이다.

중성지방은 에너지를 저장하고 보온하는 역할을 한다. 지나치게 많아지면 체지방, 내장지방이 늘어난다. 기준 범위는 30~149mg/dL이다.

최근에는 LH 비율이 중시되는 추세다. 또 RLP콜레

LDL과 HDL의 작용

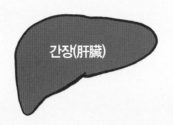

간장(肝臟)

LDL
콜레스테롤

HDL
콜레스테롤

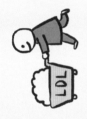

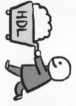

간장에서 혈관으로
남은 콜레스테롤을
횟수

콜레스테롤을
운반함

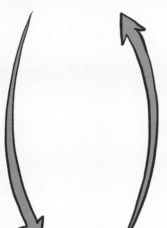

혈관(血管)

죽종(粥腫; 아테롬)

스테롤(렘난트형 리포단백질 콜레스테롤)이라는 지표가 특정 검진 진단 항목에 추가되었다. 렘난트(remnant) 는 잔유물을 의미하며 총콜레스테롤에서 HDL 콜레스 테롤을 뺀 콜레스테롤(Non-HDL 콜레스테롤)을 말한 다. 150mg/dL미만이 기준 범위다.

고지혈증인 사람은 그렇지 않은 사람보다 관동맥 질환에 걸릴 위험이 3배나 높다고 하며 고혈압에 버금 가는 심각한 생활습관병으로 문제시되고 있다.

운동 부족이나 서구화된 식생활에서 기인하는 경우 가 많고 갑상샘기능저하증, 부신피질호르몬분비 이상, 당뇨병, 신장병, 간장병 등 다른 병에 의해 발병할 경 우에는 그 원인이 되는 병부터 치료해야 한다. 병이 나 으면 고지혈증이 자연스럽게 개선되기도 한다. 또 유 전일 가능성도 있다.

콜레스테롤이나 중성지방 수치가 높은 경우, 기름진 음식을 삼가야 하지 않을까 생각하는 사람이 많은데 그보다는 탄수화물을 지나치게 섭취하지 않도록 주의해야 한다.

나를 찾아오는 외래 환자들도 "기름진 음식을 먹지 않는데, 이상하게 중성지방이 높아요"라고들 말한다. 하지만 얼핏 봐도 비만 체형인 그들은 매일 쌀밥을 먹는다고 한다.

인간의 몸속에 있는 콜레스테롤 중 음식에서 생성되는 것은 30% 정도로 나머지는 간장이 탄수화물(당)을 원료로 생성한다. 탄수화물을 과다 섭취한 탓에 남아도는 에너지를 축적하기 위해 지방이 축적되는 것이다.

기초대사는 떨어지는 50세를 넘어서도 흰쌀밥을 매일 세끼 먹는 것은 탄수화물을 과다 섭취하는 행위다. 나는 주 2회 정도 밖에 쌀을 섭취하지 않는다.

백미나 흰빵 등 정제된 식품을 피하고 현미나 보리, 전립분으로 만든 빵을 선택하자. 또 밥보다 반찬을 많이 먹자.

지방은 질이 무척 중요하다. LDL도 세포를 만드는 중요한 성분이므로 LDL을 줄이는 게 아니라 HDL을 늘리는 식사법을 생각하자.

쇠고기, 닭고기, 돼지고기보다는 생선(특히 등푸른생선)을 먹자. 유제품이나 과자, 아이스크림 등도 당연히 제한해야 한다. 마찬가지로 소시지나 햄 같은 가공식품도 삼가야 한다.

달걀만은 양질의 단백질을 함유하고 있으므로 지나치게 먹지만 않으면 좋은 식품이다.

유제품을 먹고 싶다면 채소, 해조류, 견과류를 함께 섭취하자. 식물성지방(불포화지방산)은 콜레스테롤 수치를 개선해준다.

그밖에도 낫또, 대파, 버섯, 차도 HDL이 풍부한 식품이다.

또 마가린, 쇼트닝, 샐러드유, 패스트푸드나 스낵에 많이 함유된 트랜스지방산은 중성지방으로 흡수되어

LDL을 증가시키고 동맥경화를 일으킨다. 이 때문에 일부 국가에서는 국민의 건강을 위해 트랜스지방 함량 표시제를 의무화하고 있다.

과자류는 당분도 많으므로 최대한 피하고 조리할 때는 샐러드유보다는 소량의 올리브유를 이용하자. 올리브유에 함유된 올레인산에는 LDL을 낮추는 작용이 있다.

운동요법

운동을 하면 중성지방이 저하하고 HDL이 상승한다는 사실이 밝혀졌다. 앞서 말했듯이 고혈압에도 효과적이다.

운동 부족인 사람일수록 동맥경화가 일어나기 쉽다. 운동은 암, 뇌졸중, 심장병, 당뇨병 등 사인(死因)의 상위를 차지하는 질병 대부분을 예방하는 효과가 있다고 입증되었다. 즉 고지혈증을 치료하는 것보다 더 큰 효과가 있다.

걷기, 조깅, 에어로바이크, 사이클링, 수영 등 자신이 좋아하는 것은 뭐든지 좋다. 일단 10분이든 15분이든 좋으니 기분이 좋은 정도로 몸을 움직여보자.

지나치게 격렬한 운동은 심비대나 부정맥을 일으킬 위험이 있다. 적당한 운동, 즉 유산소운동을 하는 것이 핵심이다.

평일에는 일하기 바빠서 운동할 시간이 좀처럼 나지 않는다는 사람도 있다. 그런 사람은 한 정거장 전에 내려서 집까지 걸어가 보자. 자전거 운동 대신 산책을 해보자. 계단을 적극적으로 이용하는 등 일상생활에서 운동할 수 있는 상황을 늘리자.

운동을 하자 기분이 좋아지는 경험을 하다 보면 좋은 의미에서 운동 중독이 된다. 휴일이어도 '비가 오는 날에는 억지로 운동하지 않아도 된다'는 식으로 조정하면 운동을 지속할 수 있다.

또 일상생활에서 받는 스트레스를 줄이면 운동할 의욕이 더욱 솟는다. 일과 육아, 가사에 쫓기는 사람은 물리적인 시간이 없어서이기도 하지만 그 상황에서 받는 스트레스가 너무 커서 다른 일을 할 엄두가 나지 않는 것이다.

도저히 운동할 마음이 나지 않는 사람은 음악을 듣거나 집 근처에 있는 목욕탕에 가는 등 좋아하는 일을 통해 기분전환을 한 다음 조금이나마 가볍게 몸을 움직여보자.

약물요법

식사 내용을 바꾸고 운동하는 습관을 들였는데도 고지혈증이 개선되지 않을 때는 약물 치료를 해야 한다.

물론 생활습관을 개선하는 것은 계속해야 한다. 그러나 동맥경화가 진행될 때는 더 이상 진행되지 않도록 해야 하므로 의사의 진단을 받고 약물 치료를 시작한다.

●HMG-CoA환원효소억제제(스타틴)

HMG-CoA환원효소의 작용을 억제해 간장에서 콜레스테롤이 합성되는 것을 막는다.

●음이온 교환 수지(레진)

일부 콜레스테롤은 담즙산이 되어 장에서 재흡수되지만 대부분은 소화관 내에서 담즙산과 결합해 변으로 배출된다.

●소장 콜레스테롤 트랜스포터 억제제(에제티미브)

소장 콜레스테롤 트랜스포터를 억제함으로써 소장에서 담즙산이 재흡수되지 않도록 한다.

●피브레이트(fibrate) 계열 약제

중성지방을 분해하는 효소인 리포단백리파제(LPL)을 활성화해 간장에서 콜레스테롤이나 중성지방이 생성되는 것을 억제한다.

●EPA제제

등푸른생선에 함유된 성분(EPA:에이코사펜타엔산)에서 생성된 약이다. 간장에서 지질이 합성·분비되는 것을 억제하여 혈액을 맑게 한다.

약으로 동맥경화를 막을 수는 없다. 의사의 진단에 따라 약을 먹으면 끝이 아니라 생활습관을 함께 개선해 LH비율을 정상으로 돌리면 아테롬(죽종)이 형성되는 것을 방지할 수 있다. 스스로 약을 줄이려고 노력하자.

드물지 않은 유전성 고지혈증

생활습관과 식생활에 아무 문제가 없는데 LDL수치가 높은 사람은 가족성 고콜레스테롤혈증[Familial Hypercholesterolemia(FH)]일 가능성이 있다.

LDL이 선천적으로 180mg/dl 이상이면 기준치인 120mg/dl을 훌쩍 넘은 수치이므로 동맥경화를 일으킬 우려가 있다.

LDL은 LDL 수용체와 붙어서 간장이나 세포에 흡수되는데 이 LDL 수용체에 이상이 생기면 LDL이 혈중에 증가한다.

그럴 때는 저지방식과 스타틴을 사용한 약물요법을 병행한다. (임신 중에 스타틴제제는 사용하지 않는다.) 흡연이나 비만 등 동맥경화를 일으킬 위험인자는 당연히 배제해야 한다.

치료를 받을 때는 반드시 정기적으로 심장, 혈관, 혈

액 검사를 해야 한다. 피부나 힘줄에 황색종이 있거나 남성은 55세 이하, 여성은 65세 이하인 사람이 관상동맥 질환이 있는 사람은 초기에 의료기관을 방문해 의사와 상의해야 한다.

지금 가장 조심해야 할
당뇨병

당뇨병이환률(총인구에서 점유하는 당뇨병 환자 비율)은 전 세계에서 아주 높은 편이며 당뇨병 후보도 2천만 명에 달한다.

당뇨병 환자 중 40%는 심장혈관이 좋지 않으며 심혈관 질환을 앓는 사람 중 35%는 당뇨병이라고 한다.

음식이 입에 들어가면 위와 십이지장에서 소화되고 분해된 음식물은 타액과 췌장에서 분비된 '아밀라아제'라는 효소를 통해 당으로 분해된다.

당은 장 세포에 흡수되고 다른 효소의 작용으로 포도당으로 전환된다. 그 뒤 소장에 흡수되어 문맥(門脈)이라는 혈관을 통해 간장으로 운반된다.

이때 문맥 주위에 있는 췌장에서 인슐린이 분비되어 포도당이 세포로 쉽게 흡수되게 돕는다.

인슐린 분비가 저하되거나(인슐린 분비 부전) 인슐린 작용이 약화 되면(인슐린 저항성) 포도당을 충분히 소비하지 못해 혈당치가 상승한다.

또 인슐린 저항성은 내장지방 증가나 근육량 감소로도 강화된다. 다시 말해 비만이나 운동 부족은 인슐린 작용을 약화시킨다.

왜 당뇨병 환자는 심혈관 질환을 앓게 될까?

혈중에 당이 많으면 혈관 내벽인 모세혈관이 쉽게 손상된다. 혈관은 상처가 나면 혈소판이 모여서 지혈을 한다. 가는 혈관은 이것으로 충분하며 새로운 내피

인슐린 활동이 약화되면

● 정상

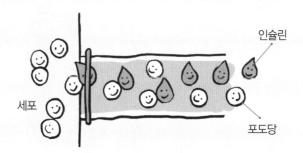

인슐린

세포

포도당

● 인슐린 분비 부전(인슐린 분비가 저하)

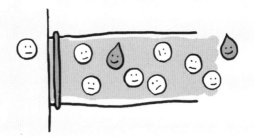

● 인슐린 저항성(인슐린 작용 약화)

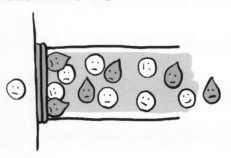

세포가 상처가 난 부분을 덮으면 원래대로 복원된다.

　이 방식으로도 지혈이 되지 않을 때는 다른 응고인자가 혈소판 주위에 피브린이라는 풀 같은 성분을 형성해 혈전을 만들어서 강고하게 상처를 막는다. 마찬가지로 내피세포가 형성되어 복원되고 혈전을 녹이기 위해 출동한 백혈구가 파괴되어 쌓인다. 그러면 혈관탄력성이 소실되어 동맥경화가 된다. 혈전은 혈관을 막히게 하거나 심장이나 뇌로 이동해 심근경색이나 뇌경색을 유발한다.

　또 고혈당인 혈액은 끈적끈적하므로 백혈구가 혈관 내벽에 달라붙기 쉬우며 망막이나 신장 등 모세혈관이 모이는 부위일수록 잘 막힌다.

당뇨병의 유형

당뇨병은 원인에 따라 주로 1형 당뇨병과 2형 당뇨
병으로 나뉜다.

●1형 당뇨병

1형 당뇨병은 유전적으로 발생하는 병으로 30세 전
에 발병하는 경우가 많다. 전체 당뇨병 환자의 약 5%라
고 한다. 인슐린을 분비하는 췌장의 랑겔한스섬에 있
는 베타세포가 손상됨으로써 항체가 베타세포를 이물
질로 간주하고 인슐린이 분비되지 않게 되는 병이다.

●2형 당뇨병

당뇨병 환자 대부분은 2형 당뇨병이다. 비만이나 운
동 부족으로 인해 인슐린이 충분히 분비되지 않아서
생긴다.

인슐린 작용이 약화하면 혈중 인슐린은 많은데 혈당

이 높은 상태가 된다. 췌장은 더 많은 인슐린을 분비하기 위해 혹사당하고 베타세포가 지쳐서 인슐린을 만들 능력이 더욱 저하된다.

일본인이 비만율은 세계 최저 수준이지만 당뇨병을 앓는 사람의 비율은 최고 수준이다. 얼마나 탄수화물을 좋아하는 국민인지 잘 알 수 있는 대목이다. 부모가 2형 당뇨병인 경우, 자녀는 90% 이상의 확률로 발병한다고 하므로 반드시 식단 조절을 해야 한다.

● 임신 당뇨병

임신 중에는 평소보다 많은 양의 포도당을 태아에게 보내기 위해 인슐린 작용을 억제하는 호르몬이 태반에서 분비된다. 그 결과 혈당이 올라간다. 유산할 위험이 상승하고 태아도 저혈당증이나 저칼슘혈증이 되기 쉬우므로 식이요법으로 혈당치를 조절해야 한다.

또 출산 후에도 혈당이 상승한 상태이면 당뇨병을 일으킬 우려가 있으므로 정기적으로 검사를 받아야 한다.

1형과 2형 당뇨병의 차이

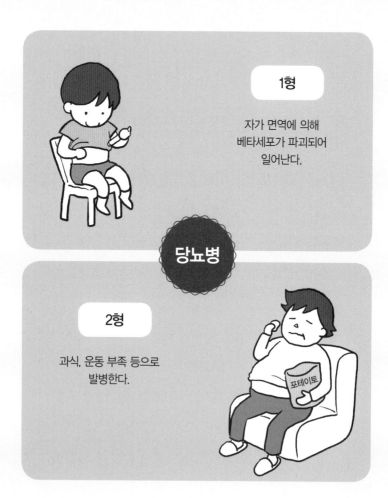

1형

자가 면역에 의해
베타세포가 파괴되어
일어난다.

당뇨병

2형

과식, 운동 부족 등으로
발병한다.

포테이토

당뇨병 검사

당뇨병은 아무 증상이 없는 채로 진행되지만, 어느 날 갑자기 걸리는 병은 아니다. 당뇨병 후보의 4명 중 1명이 당뇨병에 걸린다고 하며 혈당치가 높은 시기에 조절하는 것이 가장 효과적인 예방책이다.

혈당치는 식사 유무와 시간대에 따라 크게 변동된다. 적혈구 속에 있는 헤모글로빈이라는 단백질이 혈액 속의 당과 결합한 비율(HbA1c, 당화혈색소)이 과거 1~2개월의 혈당치를 반영하므로 당뇨병 지표로 이용된다.

혈액 검사를 했을 때, 공복 시 혈당치가 126mg/dl 이상(HbA1c 6.5% 이상)인 경우, 의료기관에서 75g 경구 포도당 부하 검사를 받아야 한다.

10시간 이상 공복 상태를 유지한 뒤 채혈을 하고 75g의 포도당이 함유된 소다수를 마시고 2시간 뒤에

당뇨병 진단 기준

① 공복 시 혈당치	126mg/dl 이상
② 75g 경구 포도당 부하 검사	200mg/dl 이상
③ 순간 혈당치	200mg/dl 이상
④ HbA1c(당화혈색소) 수치	6.5% 이상

＊①～③ 중 하나와 ④에 해당될 것

다시 채혈을 한다. 200mg/dl 이상(HbA1c 5% 이상)이면 당뇨병으로 진단한다.

또 다음과 같은 증상이 나타날 때는 당뇨병으로 진행될 위험이 있으므로 하루 빨리 의료기관을 방문하도록 하자.

당뇨병 합병증

앞에서 동맥경화는 허혈성 질환이나 뇌혈관 장애 등 위중한 질병으로 발전할 수 있다고 했다. 심해지면 손

당뇨병 초기 증상

물을 벌컥벌컥 마시고
싶을 정도로
자주 목이 마르다.

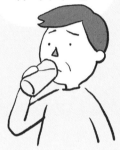

다뇨, 빈뇨,
야뇨

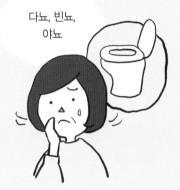

충분히 음식을 먹는데도
체중이 감소한다.

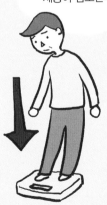

나른함, 피로감,
눈이 침침함

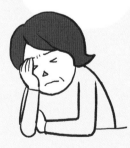

끝 발끝의 혈류가 정체되어 손발이 저리거나 산소가 전달되지 않아서 조금만 걸어도 통증이 생기거나 상처가 좀처럼 낫지 않게 된다. 최악의 경우 감염증을 막기 위해 다리를 절단할 수도 있다.

특히 모세혈관과 세소혈관(細小血管)에서 장애를 일으키기 쉬우며 아무 증상 없이 진행되므로 당뇨병으로 진단을 받았을 때는 심혈관 질환, 망막증, 신부전, 신경증 등 심각한 합병증을 수반하는 경우가 많다.

망막증이 진행되면 시야 협착, 안저 출혈, 시력 장애를 일으키고 심하면 실명하기도 한다. 녹내장과 백내장도 쉽게 일어난다. 신부전이 진행되면 투석을 받아야 한다. 투석 환자의 절반은 동맥경화성 질환으로 사망하며 건강한 사람보다 10~20년 빠르게 동맥경화가 진행된다.

고혈당이 미치는 영향

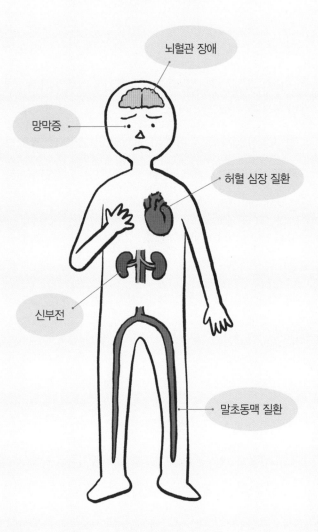

뇌혈관 장애

망막증

허혈 심장 질환

신부전

말초동맥 질환

약물요법

당뇨병 치료에는 기본적으로 운동요법과 식이요법을 시행한다. 약물요법으로는 '경구혈당강하제'와 '인슐린 주사'가 있다.

경구혈당강하제는 혈당치를 내리는 인슐린 저항성 개선제, BG제(Biguanide, 바이구아니드), SU제제(설포닐유레아 요소)와 식후 후에 혈당이 오르는 것을 늦추는 글루코시다제 억제제, 속공형 인슐린 분비 촉진제 등이 있다.

이런 제제로도 혈당치가 조절되지 않을 때는 소량의 인슐린 주사를 투여한다.

식이요법

일본의 비만율은 세계 최저 수준이지만 당뇨병 이

환율이 거의 최고 수준인 것은 명백히 식생활에 기인한다.

아침 식사로 흰 쌀밥을 먹으면 혈당치가 급상승하여 인슐린이 많이 분비되고 잠이 온다. 아침 통근 지하철에서 자는 사람이 있는데, 독일에서는 이런 광경을 볼 수가 없다.

아침은 가볍게, 점심은 충분히, 밤에도 가볍게 먹어 보자. 아침은 현미나 곡물빵 등 달지 않는 음식을 먹는다.

아침에 먹는 과일은 금(金), 밤에 먹는 과일은 은(銀)이라고 하는 말도 있는데 맞는 말이다. 아침 식사와 함께 비타민을 섭취하는 것은 신진대사를 촉진해 혈액을 맑게 한다. 과당(fructose)은 당(glucose)보다 70~80% 밖에 달지 않으므로 다소 부족한 느낌이 들 수도 있지만, 혈당치가 완만하게 상승한다.

다만 비만 중추가 별로 자극되지 않으므로 과식을

할 우려가 있다. 과당도 과다 섭취하면 중성지방으로 바뀐다. 식사는 매끼 배가 꽉 찰 때까지 먹지 말고 위장의 70~80%만 채운다고 생각하자.

점심 식사를 국수나 우동, 덮밥으로 때우지 말자. 되도록 영양의 균형을 생각해 탄수화물, 지방을 삼가고 단백질이 많은 식사를 하도록 한다. 채소도 충분히 챙겨 먹자.

탄수화물이 많으면 위장은 기뻐하겠지만 탄수화물은 에너지로 얼마 쓰이지 못한다. 단백질이나 지방처럼 서서히 에너지원이 되는 음식을 섭취하면 오후의 업무 능률이 상승한다.

사무 일을 하는 사람들은 종종 "오후에 단것을 먹지 않으면 머리가 멍해서 일이 손에 잡히지 않아요"라고 한다.

그런데 혈중 당분이 충분히 있어도 긴장 등의 스트레스로 인해 뇌에 충분한 혈액이 공급되지 않으면 뇌가 요구하지 않는데도 단것이 먹고 싶어진다.

집중력이 없어지거나 머리가 돌아가지 않을 때는 잠시 휴식을 취해 뇌에 혈액이 공급되도록 하자.

저녁 식사에는 가볍게 밥 한 공기와 단백질을 공급하는 생선, 비타민, 미네랄 섭취를 위해 채소를 챙겨 먹자.

인간의 몸은 멜라토닌 작용으로 해가 지면 서서히 맥박이 떨어져 잘 준비를 시작한다. 취침하기 3시간 전을 생각해 8시에 식사를 마치면 밤 11시에 잠자리에 들 수 있다. 밤 11시에서 새벽 2시 사이에는 세포가 회복, 복구되는 중요한 시간이므로 밤 10시를 목표로 가능하면 저녁 6시 전, 늦어도 저녁 7시 전에 식사를 시작하는 것이 바람직하다.

당뇨병이라고 해서 무턱대고 당질과 열량을 제한하면 저혈당 증상이 나타나 위험한 상태가 될 수도 있다.

자신이 소비하는 열량을 파악하고 그보다 많이 먹지

않도록 균형 잡힌 식사를 하는 것이 기본이다. 식이요
법은 4부에서도 소개하겠다.

운동요법

운동은 혈당치를 낮추는 효과가 있다. 운동을 하면
근육에 있는 AMP 활성화 단백질 키나제라는 효소가
활성화된다.

그러면 인슐린과는 별도의 경로로 세포 내로 당 흡
수를 증가시켜 에너지로 활용하려고 한다.

또한 AMP 활성화 단백질 키나제는 당의 분해에 관
여하는 효소를 활성화하여 혈당을 떨어뜨린다.

그러므로 인슐린 분비 부전이나 인슐린 저항성이 있
는 사람도 운동(유산소운동)을 통해 혈당치를 떨어뜨릴
수 있다.

또 유산소운동 1시간을 주 3회 정도 계속하면 인슐

린 활동이 개선된다고 밝혀졌다.

약간 힘든(땀을 흘리면서 대화를 할 수 있는 정도) 정도의 운동 강도로 심박수를 측정하면서 유산소운동을 계속하자.

단, 지나치게 혈당이 높은 사람, 인슐린 치료를 받는 사람은 저혈당을 일으킬 가능성이 있다. 또 고혈압이나 심혈관 질환을 앓는 사람도 주치의와 상의해서 결정하자.

운동은 결코 무리하지 말고 여유를 갖고 지속하는 것이 중요하다. 처음에는 개를 산책시키거나 계단을 오르내리는 등 가벼운 것부터 시작해 운동량을 점차 늘리자. 몸을 움직일 기회를 조금씩 늘리면 된다.

제 2 부

혈관병은
전신병

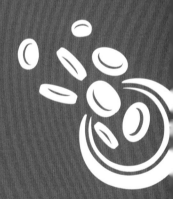

생활습관이 나쁘면
혈관병에 걸린다

혈액은 우리 몸의 조직에 산소와 영양을 운반하고 그 과정에서 생기는 노폐물을 회수한다. 혈액이 지나다니는 길을 혈관이라고 한다. 산소와 영양은 동맥, 노폐물은 정맥을 지난다.

혈관에 관한 질병은 크게 '파열하는' 것과 '막히는' 것으로 나뉜다.

혹이 생기면 혈관이 터진다. 혈관은 펌프처럼 수축과 확장을 반복하며 혈액을 운반한다. 혈관 내피(벽)에는 항상 혈액의 압력(혈압)이 가해져 있으므로 약한 부

분은 압력에 의해 팽창하고 혹 모양으로 확장되는데
이를 동맥류라고 한다.

혹이 있는 동맥벽의 상태에 따라 진성 동맥류, 해리
성 동맥류, 가성 동맥류로 나뉜다.

●3가지 동맥류

□ **진성 동맥류**   동맥이 약해져 동맥벽 전체가 부풀어 오른 상
태에서 생긴 혹

□ **해리성 동맥류**   혈관벽의 3층 구조(내막, 중막, 외막) 중 중막
에 혈액이 흘러들어와 생긴 혹

□ **가성 동맥류**   동맥벽이 파열되어 유출된 혈액이 주변 조직을
압박해서 생긴 혹

해리성 동맥류의 경우, 가슴이나 등에 갑자기 통증
을 느낀다. 그러나 가장 많은 신정복부대동맥류는 별
증상이 없이 점점 부풀어 오른다.

혈관의 두께에 따라 다르므로 일률적으로 말할 수는

없지만, 대동맥은 1년에 0.5~1cm씩 혹이 커진다.

동맥류가 커지면 반회신경(反回神經, 후두에 분포하는 운동신경)을 압박해 성대 신경이 마비되어 목이 쉬거나 음식물이 기도를 통과하지 못하는 일이 발생한다. 해리성 동맥류의 경우, 주변의 폐조직을 압박해 폐에 피가 스며들면 피가 섞인 가래가 나온다.

또 똑바로 누워서 배를 만져보면 불룩불룩하는 진동을 느끼는 사람도 있다. 이것은 동맥류가 상당히 진행되었음을 의미하는데, 증상이 나타나기 전까지는 알아차리지 못하므로 45세부터는 3년에 1번은 심장 검사를 받아보도록 하자.

대동맥류가 발견되어도 크기가 작으면 경과를 관찰한다. 동맥류가 작아지진 않는다. 일반적으로 위험하다고 보는 5cm까지 혹이 자라지 않았는지 3개월에 1번은 CT와 초음파 검사를 해서 정기적으로 관찰해야 한다.

대동맥 해리는 발생 부위에 따라 뇌(腦), 심장(心臟), 신장(腎臟), 장(腸), 손발[手足] 등에 순환 장애를 일으킨다.

이 경우 혈압이 급상승되지 않도록 생활습관을 개선해야 한다. 고혈압인 사람은 혈압을 낮추거나 혈액을 맑게 하거나 콜레스테롤을 떨어뜨리는 약을 먹어야 하기도 한다. 물론 식사 내용과 양도 개선해야 한다.

혹이 계속 커지면 수술하는 방법밖에 없다. 혹이 터져버리면 긴급 수술을 해야 한다. 대동맥류가 파열할 경우 살아날 가능성은 20%밖에 되지 않는 무서운 병이다.

치료는 스텐트라는 금속관을 대퇴동맥을 통해 삽관해 좁아진 동맥을 넓히는 시술을 한다. 다만 스텐트를 삽관하면 혈전이 생기기 쉬우므로 한동안 항(抗)혈소판제를 복용하는 등 혈액을 맑게 하는 노력이 필요하다.

또 소동맥에는 혈전이 금방 생기는 편이므로 스텐트를 사용하지 않고 바이패스 수술(심장의 관상동맥이 막히는 협심증이나 심근경색증이 있는 환자에게 막힌 혈관을 피해서 혈액이 흐를 수 있도록 새로운 혈관을 넣어주는 치료를 의미한다)을 한다.

혹이나 찢어진 혈관을 인공 혈관으로 대체하는 외과 수술(인공혈관유치술)을 하는 경우도 있다. 대동맥 파열은 병원에 도착하기 전에 사망하는 경우가 많으므로 혈압이 높은 사람은 일전에 1번은 병원에서 흉부 및 복부 CT를 찍어보자.

하지정맥류

하지정맥류는 임신부나 장시간 서서 일하는 사람에게 나타나는데, 다리 표면에 정맥이 부어서 혹처럼 튀

스텐트 장착술

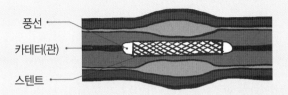

풍선으로 좁아진 혈관을 확장시켜 스텐트를 삽입

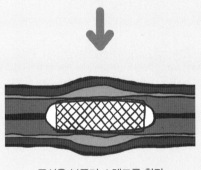

풍선을 부풀려 스텐트를 확장

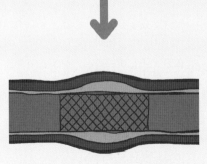

풍선을 수축시켜 카테터를 제거

어나오는 증상이 나타난다. 특히 임신부는 배가 불러가면서 다리와 이어지는 부분이 압박되어 충혈되고 정맥에 혹이 생기기 쉽다.

동맥류와는 달리 파열해도 몇 분 뒤에는 내출혈이 멎는다. 다리에 둔한 통증을 느끼거나 피부염이 생겨 피부가 검게 변색되기도 한다.

대처법으로는 컴프레션 웨어(기능성 압박 의류로 운동할 때 주로 입는다)보다 더 몸을 꽉 조여 주는 압박스타킹(압박붕대)을 신는 것이다. 단 이 스타킹은 계속 신어야 한다.

이 병이 진행되면 결국 수술을 해야 한다. 예전에는 하지의 대복재정맥(발목에서 허벅지 안쪽까지 연결되어 있는 비교적 굵은 정맥을 말한다)을 절개해서 망가진 혈관을 제거하는 수술(스트리핑)을 많이 했지만 지금은 정맥류가 있는 혈관에 레이저 도관을 삽입해 레이저 열로 혈관을 축소시켜 폐쇄하는 수술을 많이 한다.

혈관이 좁다는 것을
알았다면?

동맥은 혹이 생겨 '파열할' 위험 외에 '막히는' 경우도 있다. 그 주요 원인은 동맥경화다.

동맥경화의 초기 병변은 서서히 진행되어 30세 무렵에 동맥경화로 나타난다. 동맥경화가 있는 사람은 대부분 고혈압이다. 다만 고혈압이라고 해서 무조건 동맥경화라 볼 수는 없다. 젊은이의 경우 30~40%는 부신 호르몬(레닌−안지오텐신−알도스테론계) 활성화에 의해 일어나는 고혈압도 있다.

동맥경화란 동맥 내벽이 두꺼워지거나 딱딱하게 굳어져 활동이 저하되는 병변을 총칭한다. 원래 병리학에서 사용하는 용어로 병명은 아니다.

혈관은 외막, 중막, 내막 이렇게 3층으로 구성된다. 고혈압이나 당뇨병 등에 의해 내막이 손상되면 콜레스테롤 중에서 작은 입자인 LDL콜레스테롤이 흘러가지 않고 축적된다.

그러면 내막에 부하가 걸려 내막 세포가 파괴되고 혈중 백혈구가 LDL를 제거하려고 내피세포에 달라붙는다.

그런데 시간이 지나면 백혈구 자체도 파괴되어 그곳에 LDL이 부착되고 죽 같은 상태로 누적되는데 이것을 아테롬(죽종)이라고 한다.

아테롬이 파괴되면 핏덩어리(혈전)가 생긴다. 그런 변화는 심장, 대동맥, 뇌, 목, 신장, 내막, 팔다리의 동

동맥경화

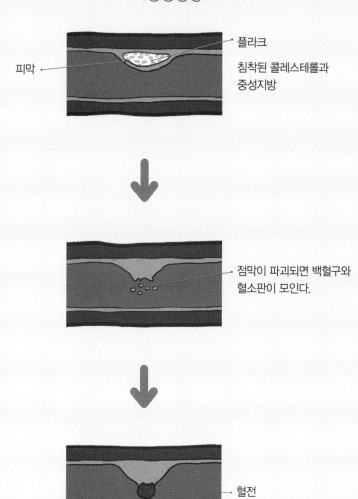

피막

플라크

침착된 콜레스테롤과
중성지방

점막이 파괴되면 백혈구와
혈소판이 모인다.

혈전

맥 등에 쉽게 일어나며 혈전이 혈관을 덮어버림으로써 심근경색이나 뇌경색을 일으킨다.

또 콜레스테롤 수치가 높고 혈액이 끈끈하면 혈전이 쉽게 생기고 혈전이 소동맥으로 튀어 덮어버리기도 한다.

병원에 가보니 부정맥이나 동맥경화가 진행되고 있고 이미 혈관이 좁아졌다는 말을 듣는 경우가 있다. 그러면 동맥과 정맥이 모두 막힐 위험이 있다. 사람에 따라 급성이나 만성으로 진행되지만 그 원인은 둘 다 같다.

급성인 경우, 격렬한 통증이나 마비가 갑자기 발생하고 피부가 차갑고 하얗게 된다. 이때 혈전을 제거해 혈액이 다시 흐르기 시작하면 증상이 개선되므로 한시라도 빨리 수술해야 한다.

만성인 경우, 어느 정도 걷다 보면 다리가 저려서 걸

을 수 없게 되고 한동안 휴식을 취하면 다시 걸을 수 있게 되는 간헐적 증상이 보인다. 혈류가 원활하지 못해 다리에 충분한 산소가 공급되지 않아 젖산이 쌓여서 통증이 발생하는 것이다. 걸을 수 있는 거리가 200m 이하이면 수술이 필요하다.

또한 동맥경화가 더욱 진행하면 안정을 취해도 계속 통증을 느끼며 괴저를 일으킨다.

동맥경화가 얼마나 진행되었는지는 상하지의 혈압 차이를 계측하는 발목–상완 혈압지수(ABI: Ankle Brachial pressure Index)를 측정해서 확인할 수 있다. 통상 말초 부분이 혈관에 대한 저항이 크기 때문에 팔보다는 발목이 1.2~1.4배 혈압이 높다. 이것이 0.9 이하이면 어떤 혈류 장애가 있다고 볼 수 있다.

또 맥파속도(PWV: pulse wave velocity)라는 팔다리에 심장 박동(맥파)이 도달하는 시간을 측정하는 검사로도 혈관이 좁아지지 않았는지 동맥경화 진행도를 파악할 수 있다.

혈관은 갈라지는 부위에서 막히기 쉬우며 특히 목의 경동맥이 동맥경화를 일으켜 혈전이 뇌로 튀면 뇌경색이 일어난다.

45세 이상인 사람은 3년에 한 번은 심장 검사를 받도록 한다. 14항목(옵션)을 통해 심혈관 질환 위험을 골고루 검사한다.

심장 검사 항목

① 혈액 검사	콜레스테롤 등 대사 수치와 신장, 간(肝)기능, 혈액의 영양 및 감염 상태를 확인한다.
② 흉부 뢴트겐	심장 크기와 모형, 폐 충혈, 종양 음영 유무를 파악한다.
③ 심전도	안정 시 부정맥 유모, 자극 전도계의 이상, 허혈, 심근염에 관한 위험을 측정한다.
④ 부하심전도	계단을 오르내리며 부하를 주었을 때의 심장 활동을 보고 부정맥이나 심근허혈을 조사한다.
⑤ 심장초음파 검사 (에코 검사)	심장판막의 모양이나 기능을 관찰하여 혈액 순환이 잘되고 있는지, 근육이 두꺼워진 정도, 혈액 박출량을 산정한다.

⑥ 경동맥/ ⑦ 하지동맥 에코, 　도플러	막하기 쉬운 경동맥, 하지동맥의 동맥 내벽은 정상인지, 혈전이 없는지 보고 하지동맥폐색 유무를 조사한다.
⑧ ABI계측	팔목과 팔목의 혈압 차이를 측정해 신체의 상하좌우에서 동맥경화가 일어나진 않았는지 조사한다.
⑨ PWA계측	팔다리에 센서를 부착해 심장 박동이 사지에 도달하는 시간을 측정한다. 동맥경화 진행도를 알 수 있다.
⑩ 안저 검사	망막 혈관에서 동맥경화 초기 상태를 측정한다. 도플러로는 측정하지 못하는 좁은 동맥을 검사한다.
⑪ 폐(肺)기능 검사	폐 용적과 환기 기능을 확인한다. 폐기종, 폐결핵, 폐섬유증, 기관지 천식 등을 알 수 있다.
⑫ 전신CT 검사	전신의 CT영상(신체 단면도)을 보고 좁은 혈관이 있는지 동맥류가 생기지 않았는지 조사한다.
⑬ 심장CT 검사	관동맥의 주행이상이나 협착 부위를 1mm 두께까지 선명하게 볼 수 있는 CT 검사를 한다.
⑭ 심근 신티그래피 　(옵션)	심장이 혈액을 어느 정도 효율적으로 활용하는지 측정하는 검사다. 심장 허혈이 의심되는 경우 실시한다.

13항목의 검사를 통해 심장병 위험을 파악한다.

혈액 순환을
직접 파악하는 방법

몸 구석구석까지 혈액이 잘 공급되는지는 피부색이나 피부 온도로도 어느 정도 판단할 수 있다.

손톱은 보통 연한 분홍색을 띤다. 손톱을 주물러보자. 금방 빨갛게 되지 않으면 혈액 순환이 좋지 않다는 말이다.

운동을 하면 얼굴이 빨개지는 것은 혈류가 나쁘기 때문이다. 빨리 걸어보자. 발이 항상 아파 오거나 저리

손톱 주무르기

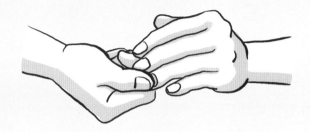

❶ 1개에 10초씩 손끝을 주무른다. 1왕복

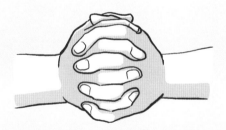

❷ 깍지를 끼고 손목을 빙빙 돌린다.

손톱에 붉은 기가 생기는지 확인한다.

면 혈액이 충분히 전달되지 않는다는 증거다. 쉽게 숨이 차는 것도 마찬가지다.

동맥경화는 뇌와 심장 어디에서도 나타날 가능성이 있다. 앞서 말한 심장 검사처럼 검사 기술이 발전함에 따라 혈관이 막힌 부위를 동맥과 정맥 양쪽 다 특정할 수 있게 되었다.

동맥경화에 평생 한 번도 걸리지 않는 사람은 5~6%라고 한다. 혈관 노화는 나이가 들면 막을 수 없는 현상이지만 생활습관을 개선하면 어느 정도 늦출 수 있다.

사람은 자신이 병에 걸린 것을 안 다음에야 운동과 다이어트의 필요성을 깨닫는다. 그러나 증상이 나타나지 않으면 병이 아니라고 생각한다. 증상이 나타나면 그때는 늦다. 또 수술이 성공하면 완치했다고 생각하는 것도 문제다.

혈관 질환은 온몸에 발생한다. 동맥경화가 일어나 막히는 부위는 대체로 정해져 있다. 장기의 경우 심장, 뇌, 신장에 많이 나타난다.

동맥경화와 마찬가지로 암도 온몸에 생긴다. 위암은 위만이 문제가 아니다. 지금과 같은 생활을 하면 직장암이 될 가능성도 있다. 면역력이 떨어져 있으므로 쉽게 감기에 걸리고 담석이 생기거나 감염증을 일으키기 쉽다.

손발에 순환장애가 생겼을 때는 뇌와 심장 등 온몸이 비슷한 상황이 되어 있을 가능성이 있다. 손발의 증상만 신경 쓰지 말고 고지혈증, 고혈압, 흡연, 당뇨병과 같은 동맥경화 위험인자를 갖고 있는 사람은 반드시 생활습관을 개선해야 한다.

제 3 부

순환 장애로 인해
생기는 질병들

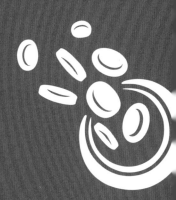

부정맥이 되면
약을 먹어야 할까?

부정맥은 말 그대로 맥박이 불규칙하게 뛰는 것을 말한다. 심장 박동 주기가 흐트러진 상태다. 지속적인 부정맥은 심장에 어떤 문제가 있다는 점을 시사한다.

심장은 전기신호를 받고 뛴다. 일종의 전기 자극 장치인 동결절(우심방 부근에 있는 페이스메이커와 같은 역할을 하는 부분)에서 전기적 신호를 만든 후 심장근육 내부를 지나는 자극 전도계라는 전기회로에 전달한다.

이 규칙적인 자극은 심방과 심실의 경계에 있는 방실결절에 전달되고 심장 전체로 퍼지면서 좌우 심방이 규칙적으로 수축한다. 우심방은 온몸에서 혈액을 빨아들였다가 우심실로 보내고 좌심방은 폐에서 혈액을 빨아들였다가 좌심실로 보낸다.

성인의 맥박은 안정적일 때 1분간 60~80회 정도다. 그러나 어떤 문제로 인해 다른 곳에서 심장으로 전기가 흐르면 이를 기외수축이라고 진단한다.

이 증상은 30세가 넘으면 사람들 대부분에게 나타나는데, 병과 관련이 없는 심방의 근육 노화 현상이라고 한다. 다만 지속적인 부정맥은 위험하다고 생각해야 한다.

심장의 펌프 작용이 약화되거나 관동맥이 좁아지면 맥박이 떨어지고 자극이 적어져 심장의 전기신호가 잘 전달되지 않는다.

또 심비대가 되면 심장 자체가 커져 있으므로 심장의 근육에 충분한 전기신호가 전달되지 않아 맥박이 천천히 뛰는 서맥(徐脈) 상태가 된다. 하루 중 안정적일 때의 맥박이 분당 50이하인 사람이 이에 해당한다. 맥이 늦어지면 심장 기능이 저하하여 심부전을 일으킬 가능성도 있다.

반대로 맥이 지나치게 빨리 뛰는 일도 있다. 격렬한 운동을 한 것도 아닌데 갑자기 맥박수가 올라가는 현상이다. 이것을 빈맥(안정 시 맥박이 분당 90회 이상)이라고 한다. 스트레스가 많거나 혈압이 높으면 심장은 피를 보내기 위해 박동횟수를 늘린다. 최대한 확장하면 충분한 혈액을 보낼 수 있는데도 박동횟수가 많아지고 1회 혈액 박출량이 떨어져 심장이 공회전을 하는 상태가 된다. 심장이 혹사당하는 것이므로 몇 년간 지속하면 심비대가 나타난다.

심장의 전기 전달 방식

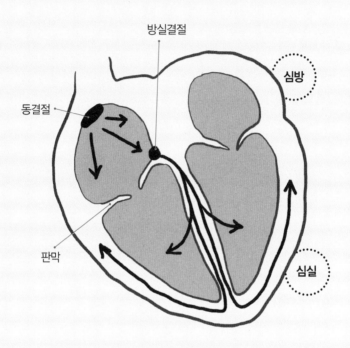

동결절에서 방실결절을 거쳐 전기신호가 흘러간다.
그런데 다른 곳에서 전기가 흐르면
기외수축이라는 진단을 받는다.

기외수축은 서맥과 빈맥 양쪽에서 다 일어나며 맥이 빨라졌다가 늦어졌다가 하며 불규칙적으로 움직인다. 눈에 보이는 증상이 거의 없지만 목이나 가슴의 불쾌감, 대단히 짧은 심장 통증을 느끼는 사람도 있다. 연속해서 맥이 뛰면 혈압이 일시적으로 떨어져 어지러움이나 가슴이 두근거리기도 한다.

증상이 없으면 대부분은 치료할 필요가 없지만 만일을 위해 24시간 심전도나 심장 에코 검사를 해보는 편이 좋다. 증상이 있을 때는 의료기관에서 검사를 받자. 항(抗)부정맥제나 안정제를 복용하기도 한다.

부정맥이 있는 사람은 격한 운동이나 과도한 음주를 피하고 수분을 충분히 섭취하자. (하루 2리터) 심리적 스트레스나 수면 부족, 피로에도 주의해야 한다.

부정맥 증상

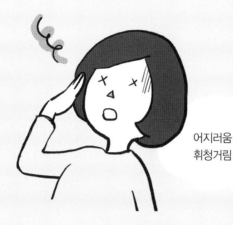

어지러움
휘청거림

가슴 두근거림
가슴의 통증
호흡곤란

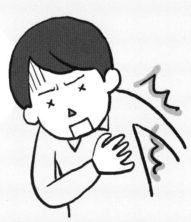

심방세동

심방세동(心房細動)은 70세를 넘으면 병의 유무에 상관없이 약 10%의 사람에게 나타나는 부정맥이다. 심장 여기저기에서 비정상적인 전기신호가 발생해 심방이 빠른 속도(1분에 200~400회)로 경련하듯 움직이는 것이다. 사람들 중 3분의 1은 아무 증상이 나타나지 않는다.

젊은 사람은 심장 수술을 받은 뒤나 고혈압, 폐(肺) 질환, 갑상샘 기능 항진증, 판막증(瓣膜症)을 앓을 때 일어나기 쉽다.

스트레스에 의해 혈관이 수축해 혈압이 올라가면 심장의 압(내압)이 올라가므로 심방세동이 쉽게 일어난다.

심방세동

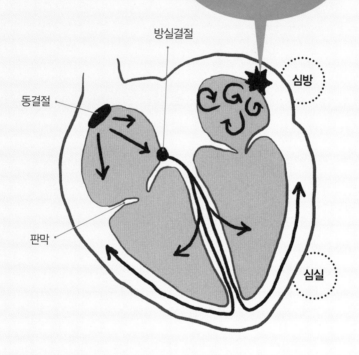

동결절 이외에도 심방에 발전소가 형성되어 전기가 흐른다.

방실결절

심방

동결절

판막

심실

발작성 심방세동이 일어나면 혈압이 떨어져 의식을 잃을 수도 있다. 만성화하면 혈액이 정체되어 혈전이 쉽게 생긴다. 심방비대증이 되거나 방치된 채로 몇 년이나 지속하면 좌심방 비대가 나타나 심부전에 이르기도 한다.

치료 방법

부정맥으로 인해 숨이 차고 어지러운 증상이 강하게 나타나거나 심장 기능 저하가 보일 때는 항(抗)부정맥제나 혈전용해제를 복용한다. 전기 충격을 가해 정상적인 리듬으로 돌려놓기도 한다.

요즘에는 사타구니나 팔꿈치 정맥에 부분마취를 해서 카테터를 삽입하고 거기서 고주파를 흘려 심장 내 비정상적인 전기 발생원과 회로를 태우는 카테터 절제

술을 시술하기도 한다. 다만 심장 내벽에 구멍이 뚫리거나 혈전이 생겨서 정상적인 전기신호 전도로가 절단될 위험이 있다.

반대로 심박이 지나치게 느리면 페이스메이커를 심기도 한다. 부분 마취로 가슴 위에서 직경 4~5cm 정도의 전지를 넣는다. 이렇게 말하면 대수술이라고 생각할 수 있는데, 실제로는 수술 뒤 곧바로 걸을 수도 있다. 자신의 맥이 뛰지 않을 때 페이스메이커가 대신 전기를 흘려보낸다. 페이스메이커의 성능도 갈수록 발전하고 있어서 일상생활에 지장을 주지 않는다.

오랫동안 부정맥인 상태를 내버려두면 이런 치료를 해도 발작 횟수가 줄어들지 않고 오히려 늘어나는 사람이 있다. 부정맥은 앞서 말했듯이 노화 현상에 가까운 것이므로 완치되기 어려우며 약도 잘 듣지 않는다.

항(抗)부정맥제를 많이 복용하면 부작용이 일어날

수 있다. 증상을 완화하는 정도라고 생각하고 격한 운동, 수면 부족, 피로, 지나친 스트레스, 과다한 음주, 수분 부족 등을 주의하자.

심장에 어떤
이상 증세를 느낄 때는…

협심증인 사람은 전흉부통(前胸部痛)이나 복부 통증 외에 70%가 부정맥 증상을 보인다. 나머지 30%는 머리가 아프거나 등이 아프거나 기분이 나쁘거나 하는 등 일정한 질환을 특정할 수 없는 불편한 증상이 일어난다.

협심증은 두통과 같이 '증상'이다. 한편 심근경색은 '병명'이다. 둘 다 동맥경화나 혈전이 생겨서 관동맥 혈류가 정체되어 심근에 피가 가지 않으면 일어나므로 허혈 심장 질환이라고도 한다. 협심증은 통증을 느끼고 길어도 15분 이내에 통증이 사그라든다. 협심증을 내버려 두면 혈관이 막혀 심장 근육이 손상되고 결국에는 심근경색으로 발전한다.

협심증은 무거운 물건을 들거나 갑자기 달리거나 긴장해서 혈압이 올라가면 심장이 아프거나 하는 식으로 매번 일정한 패턴으로 일어나는 안정협심증과 때와 장소에 상관없이 일어나는 불안정협심증이 있다. 후자가 심근경색에 가깝다.

내시경 검사로 위장에 문제가 없는데도 등, 복부(명치)에 통증이 생길 수도 있다. 심장 후벽이 손상된 경우다.

보통 사람은 심장이 어디에 있는지도 느끼지 못하며 살아간다. 그것이 아침에 가슴이 아프거나 심장에 뭔가 있는 것처럼 느껴지면 1분간 몇 번 찌르는 듯한 위

화감이 몇 분 동안 지속할 때는 의사에게 진단을 받아
보자.

협심증은 목에 통증을 느끼는 정도에서 심장을 쥐어
짜는 듯한 압박감에 이르기까지 다양한 정도의 증상이
나타난다. 또 1년에 몇 번 느끼는 사람도 있고 매일 느
끼는 사람도 있다. 심근경색일 때는 식은땀을 흘리고
호흡곤란이나 의식을 잃기도 한다.

심근경색은 동맥경화가 진행되어 있어서 플라크 일
부가 혈전이 되어 혈류를 방해하는 경우가 많으며 그
밖에도 관동맥의 동맥경화로 인해 운동을 했을 때 말
초에서 혈액이 필요해져서 심장에 충분한 혈류가 가지
않아 일어나기도 한다.

이 전조는 안정 시 심전도 검사를 했을 때는 모를 수
도 있다. 일반 건강 진단을 매년 받아도 안심할 수 없
다. 혈액 검사, 부하심전도(심전도), 에코, 관동맥 CT,
흉부복부 CT 등의 검사가 필요하며, 그 이외의 검사도

포함해 심장 검사를 받기를 권한다.

니트로글리센 설하정(舌下錠)을 복용해 증세가 없어지면 협심증이라고 진단된다. 혈압이 높아서 심장 자체에 부담이 가 있으므로 입원해서 이뇨제를 투여해 혈압을 내린다.

약물 치료를 해도 발작이 빈번하게 일어나거나 심근경색이 될 우려가 있을 때는 관동맥이 좁은 부위를 넓히는 카테터 삽입 치료나 우회로를 만드는 바이패스 수술을 해야 한다.

검사

병원에서는 증상이 나타나지 않아도, 혈액 검사를 했는데, 심근효소라고 불리는 CK-MB 수치가 높다고 나오면 심근 세포가 손상되었음을 알 수 있다. 또

GOT라는 심근 세포에 많이 함유된 효소가 상승하지 않았는지(기준치 : 5~35U/1) 확인한다.

심전도 검사를 했을 때, 심장 근육의 피가 부족한 상태이면 파형(QRS나 ST)이 변한다. 그래도 변화가 없으면 운동을 해서 심장에 부담을 주었을 때의 심전도(부하심전도)를 실시한다.

심장초음파 검사(에코)로는 근육의 비행 상태나 혈액 박출량을 확인해서 부분적으로 기능하지 않는 곳은 없는지 확인한다.

심장 CT 검사를 통해서는 관상동맥의 혈류가 있는지 밀리 단위로 측정할 수 있다.

그래도 원인을 알 수 없으면 카테터 검사로 조형제를 흘려보내거나 심근 신티그래피라는 심근에 혈류를 영상 진단할 수 있는 검사를 한다.

사람들은 가능하면 병원에 가기 싫고 검사를 받고

싶지 않아 한다. 그러나 임상 현장에서는 병원에 1주일만 더 늦게 왔다면 심근경색을 일으킬 가능성이 큰 사람을 심심치 않게 본다. 카테터 검사를 했더니 주요 관동맥 3개 중 2개가 이미 막혀 있어서 즉시 수술을 해야 하는 사람이 적지 않다.

혈관은 75% 이상 좁아지면 막힐 가능성이 크다. 그러나 증상이 없으므로 어떤 사람은 99% 막힌 상태에서도 아무 이상 없이 생활한다.

심근경색이 발병한 사람의 3분의 1은 병원에 운송되기 전에 사망하거나 운송된 사람의 절반은 골든타임(4시간 이내)에 처치를 받아 큰일을 면한다. 그러나 나머지 절반은 목숨은 건져도 후유증이 남는다. 그중 상당수는 심장 기능 저하, 부정맥, 심장판막폐쇄부전(피가 심장에서 나간 뒤 판막이 제대로 닫히지 않아 피가 역류하는 병)과 같은 위중한 병을 앓는다.

일반 검진을 받아서는 끊임없이 움직이는 심장 기능

이 정상인지 아닌지 알 수가 없다. 우리 몸에는 예비력이 있으므로 어느 정도는 기능하기 때문이다.

자동차를 구매하고 이삼년에 한 번은 검사를 받아야 하듯이 심장 검사도 45세를 넘으면 3년에 한 번은 반드시 받아야 한다.

심장 기능이
저하되면…

    고혈압이나 동맥경화로 심장 펌프 기능이 저하하면 (심부전) 몸 전체에 혈액과 산소가 충분히 공급되지 않게 된다.

    심부전에는 급성과 만성이 있으며, 심장 왼쪽이 심부전을 일으키면(좌심부전) 신장, 간장, 뇌와 같은 중요한 장기에 혈액이 도달하지 않는다. 이것이 악화되면 다기능부전을 일으킨다. 급성 좌심부전에는 고혈압이나 심근경색, 만성에는 심장판막증이 있다.

심장 오른쪽이 심부전이 되면 정맥에 충혈이 발생한다. 그 때문에 발이나 얼굴이 붓고 위장, 간(肝)기능 장애가 일어난다. 폐혈전폐색증(폐동맥에 혈전이 생겨 폐동맥 흐름이 나빠지거나 폐색되는 병)이 일어나면 폐혈관의 저항이 커져서 우심방에 부하가 걸려 급성 우심부전으로 발전한다. 만성 우심부전은 심장판막증, 선천성 심질환을 생각할 수 있다.

심장을 관리하는 기본은 모두 같다. 지금까지 말해온 고혈압, 당뇨병, 고지혈증을 예방하는 것이다. 그러면 동맥경화를 방지하고 심장병 발병 인자를 제거할 수 있다.

그러려면 금연, 규칙적인 생활, 열량을 제한한 균형 잡힌 식사, 적절한 운동, 알코올을 삼가고 스트레스가 적은 생활을 하도록 하자.

죽음에 이르는 병, 뇌혈관 질환

뇌동맥이 막히면 뇌졸중 증상이 나타난다. 뇌졸중은 '뇌혈관이 막히거나 파열되는 상태'를 가리킨다. 혈관이 막히면 뇌경색, 파열하면 뇌출혈이다.

뇌졸중의 초기 증상은 사실 판단하기 어렵다.

"어제까지만 해도 건강했는데, 아침에 눈을 떴더니 반신마비가 되었어요."

이런 이야기가 종종 있다. 다만 뇌졸중 증상은 밤중에 화장실에 가려고 일어났을 때와 아침에 눈을 떴을 때, 낮에는 일하는 중에 갑자기 이상해지는 일이 대부분이다. 또 보통은 큰 발작이 일어나기 며칠에서 몇 주일 전에 가벼운 증상이 나타난다.

예를 들어 걸어갈 때 자꾸 넘어질 뻔하거나 계단을 오르내리는 속도가 느려지거나 자전거를 탈 수 없게 되는(균형을 잡지 못한다) 등의 징조가 나타난다.

또 혀가 잘 돌아가지 않거나 음식을 먹는데 자꾸 흘리거나 뇌경색과 같은 증상이 나타나기도 한다.

이것을 뇌동맥이 일시적으로 막히는 일과성 뇌허혈발작이라고 한다. 동맥경화로 인해 생긴 혈전이 떨어져 나가 뇌동맥을 막히게 해서 증상이 나타난다. 혈전이 작으면 금방 녹아서 흘러가므로 증상도 금방 사라진다.

또 뇌동맥 자체가 동맥경화로 인해 좁아져서 급격한 혈압 저하 등에 의해 뇌혈류가 악화되면 증상이 나타나기도 한다.

뇌졸중 환자 대부분은 뇌경색을 앓는다. 갑자기 의식을 잃고 쓰러지는 것은 중증 뇌출혈, 뇌색전이며 뇌졸중 전체에서 보면 그렇게 많지 않다.

또 뇌혈관 질환이라고 생각할 수도 있지만 뇌경색 중 3분의 2는 심혈관계 질환이 원인으로 일어난다.

지금까지 이야기한 부정맥, 심방세동 등으로 심장 박동 리듬이 정상적이지 않거나 움직임이 나쁘면 혈액이 충혈되어 혈전이 쉽게 생긴다.

동맥경화가 진행된 대동맥이나 경동맥, 심장에서 생긴 혈전이 이탈되어 혈액을 타고 돌아다니다 뇌동맥으로 흘러가 막아버리면 심원성 뇌색전증이 된다.

뇌출혈

앞에서 혈관은 막히는 병과 파열하는 병, 2가지로 나뉜다고 설명했다. 고혈압이나 동맥경화로 뇌의 좁은 동맥이 터지면 뇌출혈을 일으킨다. 두통이나 구토감을 수반하거나 반신마비나 감각 장애를 일으킨다.

뇌혈관이 손상된 결과 출혈이 일어나므로 한 번 뇌출혈이 일어나면 재발할 확률이 커진다. 이미 출혈한 부위 외의 혈관에도 손상이 생길 가능성이 크다.

아스피린이나 워퍼린 등 혈액을 응고하지 않게 하는 약을 먹는 사람은 출혈을 일으키기 쉬우므로 주의해야 한다.

다만 뇌출혈이 일어나도 증상이 개선되면 적절한 운동과 비행기나 배 등 장거리 이동도 가능하다.

지주막하출혈

대동맥류와 같은 혹이 뇌동맥에 생기면 동맥이 파

열할 위험이 있다. 뇌동맥류는 사람들 중 몇 %만 생기며, 그중 대부분은 평상 아무 증상이 없는 채로 산다고 한다.

만약 뇌표면(지주막하공)에 뇌동맥류가 터지면 방망이로 맞는 것과 같은 격렬한 두통과 구토감이 수반되며 의식을 잃는다. 3명 중 1명이 목숨을 잃고 살아남아도 그중 절반은 어떤 장애가 남는 것이 지주막하출혈이다.

뇌동맥류가 파열하면 부스럼처럼 파열한 부분에 달라붙는다. 이 부스럼은 24시간 내에 처치하지 않으면 부스럼이 이탈해서 재출혈하기 때문에 신속하게 치료해야 한다.

요즘에는 뇌 검사가 보급됨에 따라 뇌동맥류도 조기 발견할 수 있게 되었다.

뇌경색

뇌는 심장에 생긴 혈전이 가장 튀기 쉬운 곳이다. 심장 내에 생긴 혈전이 뇌동맥을 막으면 뇌경색을 일으킨다. 드물게 엄지발가락에 혈전이 생겨서 검게 변하는 사람이 있는데 뇌로 갈 가능성이 훨씬 크니 차라리 행운이라 할 수 있다.

뇌경색의 반수 가까이 차지하는 것이 라쿠타 경색이다. 좁은 뇌동맥이 막혀서 뇌의 깊은 부분에 작은 경색이 일어난다. 증상은 비교적 가볍지만 빈번하게 발생하여 혈관성 치매나 파킨슨증후군으로 발전할 가능성이 있다.

경동맥과 같은 굵은 동맥이 굳어져 혈관이 막히거나 혈전이 떨어져 나가 돌아다니다가 막혀서 일어나는 것이 아테롬 경색이다. 일본인의 뇌경색 중 약 20%를 차지한다. 감각 장애뿐 아니라 실언증과 실인증(인식 장애)도 수반한다. 관동맥이나 팔다리의 혈관에도 동맥경화가 일어날 가능성이 있으며 심근경색과 폐색성 동맥경화증도 합병증으로 나타난다.

검사

CT 스캔 영상을 보면 뇌출혈이 일어난 부분은 하얗게 표현되므로 병이 생겼는지 확인할 수 있다.

뇌경색으로 괴사한 뇌(腦)조직은 검게 보인다. 그런데 CT로 진단하려면 몇 시간 이상 걸리기 때문에 MRI가 신속하고 정확하게 진단할 수 있다.

MTI는 X선 대신 자력을 이용해 몸을 단층 촬영하는 장비다. 금속이 들어간 치아 등 체내에 금속이 있을 때는 검사를 하지 못할 수도 있다.

CT와 비교하면 검사 시간이 길고 기사가 없으면 간단히 조작할 수 없는 문제점이 있지만 CT로는 발견하지 못했던 작은 뇌경색까지 판별할 수 있다. 요즘에는 전혀 증상이 없는 작은 뇌경색도 발견할 수 있게 되었다.

뇌경색 중 상당수는 심혈관계에서 일어난다고 했다. 경동맥 에코 도플러로 동맥경화가 일어나지 않았는지 검사할 수 있다.

경동맥이 협착되었을 경우 혈관이 좁아진 부분을 정확하게 보기 위해 팔이나 다리가 시작되는 부위의 굵은 동맥에 카테터를 넣어서 관 끝에 조영제를 흘려 넣는 (혈관 촬영) 경우도 있다.

치료법

뇌졸중과 심장병은 예방 방법이 같다. 먼저 동맥경화의 원인인 고혈압, 당뇨병, 고지혈증 등 생활습관병을 방지해야 한다.

이미 동맥경화가 일어났거나 혈전이 생겼을 때는 약물요법을 시행한다. 약만으로 조절하기 힘든 경우에는 카테터 시술이나 외과적 수술을 선택할 수 있다.

경동맥 협착은 경부(목 부분)를 절개해 혈관을 직접 제거하는 방법밖에 없었다.

그러나 의료 기술이 발달함에 따라 절개하지 않고 시행하는 혈관 내 치료를 할 수 있게 되었다. 일반적으로는 사타구니에 있는 동맥(대퇴동맥)에 풍선을 부착한 카테터를 주입해 조영제를 흘려 넣어 X선(뢴트겐) 투시를 하면서 목적지까지 유도해 풍선을 확장한다.

확장된 혈관에 직경 2mm 정도의 카테터 끝에서 형상기억합금으로 만들어진 관(스텐트)을 쏘아 협착 부위에 놓는다. 스텐트는 정해진 크기로 확장된다. 치료는 2시간 정도이므로 부분마취로 해결된다. 치료 후 몇 시간 뒤에는 걸을 수 있게 되고 1주일 정도에 퇴원할 수 있으므로 환자의 육체적 부담이 적은 치료다.

　또 뇌동맥류가 터지는 일을 예방하기 위해 혹 안에
코일을 넣기도 한다. 코일색전술이라고 하여 수술로는
어려운 모세혈관 내의 동맥류에도 도달해 치료할 수
있다.

　카테터에서 플라티너제의 코일을 혹 속에 넣어 혈전
이 생기는 것을 막는다. 혹 안의 혈류가 정체되어 있지
않은지 코일이 혹 속에 들어가 혹 안으로 혈액이 흘러
들어서 점점 혹이 커지진 않았는지 확인하기 위해, 치
료 뒤에도 혈관 촬영(카테터 검사)이나 MRI 촬영을 통
해 경과를 지켜봐야 한다.

　개두수술에는 동맥류에 클립을 끼우는 클립결찰술
이 있다. 동맥류의 밑동을 클립 같은 고정 핀으로 졸
라매므로 그 부위에서 동맥류가 파열할 가능성은 아주
적다.

다만 머리를 절개해야 하므로 뇌신경 장애가 남을 위험이 있다. 또한 뇌 표면으로부터 깊은 위치에 있는 동맥류에 도달하기는 힘들다.

● t-PA(tissue plasminogen activator)

혈전은 원래 인간의 몸에 일어나는 출혈을 막는 원리에서 생긴다. 혈액 속에 있는 피브리노겐(섬유소)이 고형 성분의 피브린(섬유)으로 변하면서 덩어리가 되는 것이다.

피브린을 용해하는 성분이 혈액 중의 플라스민(plasmin, 혈전을 녹이는 단백질)이다. 이 작용을 이용해 t-PA(조직플라스미노겐 활성제)가 개발되었다. 정맥주사로 투여하면 혈전이 용해된다. 혈액을 맑게 하는 만큼 출혈이 일어나기 쉬운 상태가 된다. 뇌경색을 일으켜 3시간 이상 경과한 단계에 처방하면 출혈이 크게 일어날 수도 있다.

출혈성 질환이 있는 사람, 고혈압, 극단적인 저혈당이나 고혈당, 항(抗)응고요법(혈액의 응고를 방지하기 위한 치료법)을 받는 사람에게는 투여 여부를 신중하게 검토해야 한다.

합병증이 생길 위험

스텐트 내에 혈전이 생기거나 혈관벽에 쌓인 플라크의 내용물이 뇌에 튀어서 뇌경색을 일으킬 가능성도 적지만 존재한다.

스텐트에 의해 혈관이 압박되면 일시적으로 맥이 느려지거나 갑자기 혈압이 떨어지기도 한다. 극히 드물지만 약물 치료나 페이스메이커가 필요한 때도 있다. 또한 오랫동안 스텐트를 유치(留置)하면 혈관이 다시 협착하기도 한다. 그때는 다시 풍선을 집어넣어 확장시켜야 한다.

후유증

뇌졸중은 5~10%라는 상당히 높은 확률로 재발한다. 그저 안정을 취하기만 하면 증상이 개선되지 않고 근력 저하, 골다공증, 관절이 굳는 현상, 심폐 기능 저하 등 다양한 증상이 나타난다.

이를 예방하기 위해 침대에 있을 때부터 재활 치료를 받아야 한다. 구체적인 훈련 방법은 전문가와 상담하도록 하자.

재활 치료는 반복적인 연습을 통해 몸이 사용 방법을 기억하게 하는 무척 끈기가 필요한 훈련이다. 뇌졸중 외의 합병증에 의해 훈련이 원활하게 진행되지 않거나 의욕이 떨어지거나 중증이면 후유증이 남는 사람도 있다.

'말하고' '듣고' '읽고' '쓰는 것'이 어려워지는 실어증이나 감각 장애, 섭식 장애, 연하 장애(음식물을 씹고 삼키는 과정의 기능에 문제가 생긴 상태를 말한다. '삼킴 장애'라고도 한다) 등이 있다.

그러나 발병한 지 몇 년 뒤에는 여행을 가거나 직장에 복귀하거나 의욕적으로 생활하는 사람도 많다.

예방

뇌졸중도 혈관병에서 기인한다. 고혈압, 당뇨병, 고지혈증, 비만, 흡연, 음주 등 동맥경화를 일으키는 위험 인자를 예방해야 한다.

뇌졸중의 최대 위험 인자는 고혈압이다. 재발률을 비교했을 때 혈압을 떨어뜨리는 치료를 했을 때는 매우 감소한다는 것을 알 수 있다. 아침 식사 전에 1회, 밤에는 취침 전에 1회, 매일 혈압을 측정해 기록하도록 하자.

　다시 한번 말하지만, 혈압은 수축기 혈압(최고 혈압)이 140mmHg 미만, 이완기 혈압(최저 혈압)이 90mmHg 미만을 목표로 한다. 특히 기상 후 1시간 안에 혈압을 측정했는데, 혈압이 높다면 주의해야 한다. 주치의에게 혈압 기록을 보여주자.

　당뇨병, 고지혈증도 동맥경화로 발전할 우려가 있다. 혈당치, 콜레스테롤, 중성지방 등의 수치를 검사를 통해 파악하자.

심장이 나쁜 사람은
신장 장애도 주의하자!

허리뼈 윗부분에 주먹으로 좌우 한 개씩 있는 장기가 신장이다. 장(腸)의 뒤쪽에 위치하며 왼쪽이 오른쪽보다 약간 높이 있다.

신장에는 체내 혈액의 5분의 1, 약 1리터의 혈액이 흘러간다. 장기 중 가장 혈액량이 많다. 신장은 노폐물을 소변으로 배출하고 혈액을 다시 혈관 내로 돌려놓는 역할을 한다.

신장 기능이 떨어지면 노폐물이 축적되고 신장의 동맥경화가 일어나는 일이 있다. 그 결과 신장 기능이 악화된다.

또한 신장병은 심장병을 일으키는 주요 요인이다. 신장으로 혈류가 나빠지면 신장 내의 동맥벽 세포에서 레닌이라는 물질이 나오고 그것이 안지오텐신이라는 호르몬을 활성화한다.

그러면 부신이 그것을 감지하여 아르도스테론이라는 호르몬을 배출하고 혈액량을 증가시켜 혈압을 올린다. 혈압을 내리는 약을 먹어도 혈압이 떨어지지 않을 때는 신장동맥의 도플러 검사나 혈관조영(안지오그래피)술을 시행한다.

신장 활동이 약화해 소변이 나오지 않는 것은 심장에서 운반되는 혈액이 신장으로 가지 않는다는 의미다. 고혈압이나 당뇨병인 사람은 물론 중증 심장병은 신장병도 있을 확률이 높다.

심신(心腎)증후군

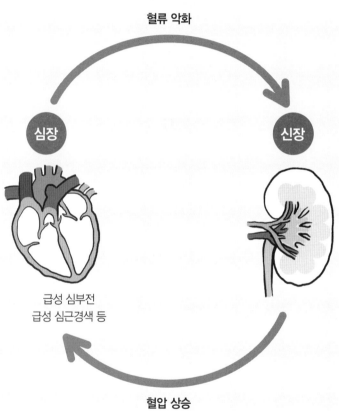

혈류 악화

심장

신장

급성 심부전
급성 심근경색 등

혈압 상승

신장이 좋지 않아서 심장이 나쁜 경우도, 심장이 좋지 않아서 신장이 나쁜 경우도 양쪽 다 있다. 신장 기능이 저하된 환자는 심(心)기능 저하도 일어난다. 이것을 심신증후군(心腎症候群)이라고 한다.

검사

신장은 예비력이 큰 장기이므로 자극 증상이 잘 나타나지 않는다. 어딘지 모르게 몸이 잘 붓거나(특히 아침) 활동을 하면 부기가 가라앉는다. 아무것도 하지 않는데 혈뇨나 빈뇨가 있거나 등뼈 양쪽이 좀 이상하다(신장이 있는 곳이 이상하다) 싶으면 주의해야 한다.

젊은이의 경우, 동맥경화가 일어나는 것처럼 보이지 않지만 어쩌다 혈액 검사를 해보니 호르몬이 상승해 혈압이 높아져 있는 일이 많다.

신장으로 가는 혈관의 부분적 동맥경화가 일어나서 (신동맥협착증) 신장에 혈액을 보내기 위해 혈압을 올렸기 때문이다. 이 경우 신장병을 의심한다.

그밖에도 나른함, 빈혈, 식욕 저하, 구토감과 같은 초기 증상이 있다.

병원에서는 소변 검사와 혈액 검사를 해서 eGFR(사구체 여과율)을 통해 신장(腎臟) 기능을 조사할 수 있다. eGFR은 혈중 노폐물을 여과하는 신장의 능력(사구체 여과율)을 말한다.

크레아티닌 수치는 근육량이 적은 고령자의 경우, 상승치가 적을 수밖에 없으므로 나이, 체중, 성별 등도 함께 고려한 eGFR이 지표로 사용된다.

그런데 eGFR은 평상시의 크레아티닌 수치를 근거로 계산한 것이다. 급성 신장장애일 때는 단기간 상승한 크레아티닌 수치를 측정해 신장 기능을 평가한다.

치료법

일본에서 투석이 필요한 신부전 환자는 30만 명에 이른다. 연간 1천 명이 신장 이식을 받으며 만성 신장병 환자는 대략 1,100만 명으로 추정된다. 악화하면 투석이 필요할 뿐 아니라 심장병을 비롯한 중대한 심혈관 질환으로 발전한다.

신장에는 칼륨이나 인을 소변에 배출하는 작용이 있다. 신장 기능이 악화하면 체내 칼륨과 인의 농도가 상승하고 단백질이 증가하므로 노폐물이 혈중에 쌓인다. 의사의 판단을 참조하여 단백질 섭취량을 줄여야 한다. 섭취 제한을 해도 효과가 없을 때는 약물 치료를 검토해야 한다.

다만 신장 여과 능력을 회복시키거나 상승하는 약제는 현재 존재하지 않는다. 심(心)기능을 개선함으로써 신장 기능도 개선할 수 있다는 연구 결과가 있다.

● 이뇨제

급성 심부전이 되면 맥압이 떨어지고 몸 구석구석까지 혈액이 퍼지지 않아 체내에 머물게 된다. 그러면 심장으로 부하가 증가해 점점 더 박출 능력이 떨어진다.

라식스, 알닥톤 등의 이뇨제를 투여해 체내 혈액량이 감소하면 심장박출량(心臟拍出量)이 감소하기도 한다. 이때 신장의 혈류량도 줄어들므로 신장 기능이 저하한다.

한편 이뇨제에 의해 신장의 울혈 상태가 해소되어 신정맥압(腎靜脈壓)이 내려가면 신장 기능이 개선된다.

이뇨제가 신장에 미치는 영향

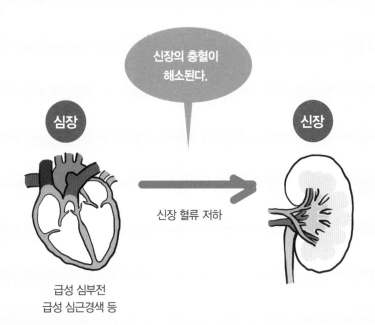

신장의 충혈이
해소된다.

심장

신장

신장 혈류 저하

급성 심부전
급성 심근경색 등

치매는
뇌혈관 이상일 때도
일어난다

       뇌는 20세쯤 인지 기능이 완성된다. 그 이후에는 나이가 들어감에 따라 위축된다. 누구에게나 일어나는 노화 현상이다. 나이가 들면 건망증이 생기고 기억력이 쇠퇴했다고 느끼는 것은 자연스러운 일이다.

    ①사람이나 물건의 이름이 떠오르지 않는다. ②물건을 어디에 두었는지 생각이 안 난다. ③일어나자마자 할 일을 잊어버린다. ④깜빡해서 실수를 하거나 착

각을 한다.

　이런 건망증은 생리적 건망이라고 불리며, 건망증이
라는 자각이 있으므로 병적인 건망증과 구분된다.

　치매의 원인인 질환으로 가장 많은 것은 알츠하이머
병이고, 그 다음이 뇌혈관 장애다. 그 밖에 젊은이들이
걸리는 치매, 파킨슨병증후군, 레비소체병 등 발생 시
기와 병태에 따라 다양한 종류가 있는데 여기서는 혈
관성 치매에 관해 설명하겠다.

● **초기 증상은 어떨까**

　우울증은 치매와 혼동되기 쉬운 증상이다. 우울 상
태인 사람은 집중력 결여와 주의력 장애, 무관심에 의
해 사물을 뇌에 제대로 입력하지 못하기 때문이다. 깜
빡 잊어버리는 일이 잦아지고 일상생활에서도 자주 울
적해진다. 불면(잠은 쉽게 들지만 일찍 눈이 떠지고 다시
잠들지 못한다) 머리가 돌아가지 않고 무거운 증상도 보

인다.

   심근경색 수술을 한 뒤, 예전처럼 스스로 행동하지 않고 활력과 기운이 없는 것은 병의 영향이 아닌 치매가 진행하고 있는 가능성이 있다.

   심근경색으로 뇌에 충분한 혈액이 공급되지 않아 뇌 장애가 일어나는 것이다. (다발성 경색성 치매) 이 병은 심근경색이 반복적으로 일어나 위험이 커지며 일반인이 생각하기보다 더 많이 발생한다.

치료법

   알츠하이머형 치매에는 향정신약(임상적으로 정신 기능에 영향을 주는 약)을 이용한 약물 치료를 한다.

   뇌혈관성 치매는 더는 악화시키지 않는 것이 중요하며 두부 CT 검사나 MRI 검사를 통해 뇌의 종양 등을 발견할 수 있다. 뇌외과(腦外科) 치료를 시행하면 인지 기능이 개선되는 경우가 가끔 있다.

알츠하이머병과 혈관성 치매는 치료법이 다른 경우가 많지만, 생활습관을 개선하면 알츠하이머병과 혈관성 치매를 동시에 예방할 수 있다.

인간의 몸은 사용하지 않으면 금방 퇴행한다. 뇌도 마찬가지다. 정년을 맞아 아무 할 일 없이 다른 사람과의 교류도 없어지자 인지 기능이 저하되는 경우가 종종 있다.

뇌는 요구할수록 일하기 위해 다량의 혈액이 흘러서 뇌세포에 충분한 산소와 포도당을 공급해 에너지를 생성한다.

즉 혈액 순환이 되어 뇌도 젊은 상태를 유지할 수 있는 것이다. 겉보기에 젊은 사람은 보통 뇌도 젊다.

다시 말해 치매를 예방하려면 뇌를 사용해야 한다. 심혈관계 질환과 같이 고혈압, 당뇨병, 고지혈증 등의

병을 앓는 사람은 빨리 생활습관을 바꾸도록 하자. 운동요법과 식이요법을 실천해야 한다.

*

여기까지 각 질병에 관해 설명했는데, 흐트러진 생활습관이 생활습관병을 초래하여 증상이 악화해서 동맥류나 동맥경화 같은 혈관 이상이 발생하고 그것이 원인이 되어 중대한 병으로 발전한다는 일련의 흐름을 알게 되었을 것이다.

마지막으로 병에 걸릴 위험을 피하려면 무엇을 하면 좋을지 구체적인 예방책을 소개하겠다.

제 4 부

심혈관 질환을
예방하기 위한
생활습관 개선

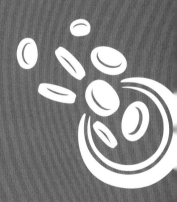

왜 생활습관병에
걸리는가?

　　　　　　　매일 생활하면서 저도 모르는
새 자신의 몸을 갉아먹는, 오늘 내일이 아닌 몇 년에
걸쳐 걸리는 병. 그것이 생활습관병이다. 이 병에 걸리
면 고혈압, 고지혈증, 당뇨병, 동맥경화증, 심장병 등
의 증상을 보인다. 심해지면 죽음에 이르거나 치매 등
간호를 받아야 하는 상태가 된다.

　생활습관병은 눈에 보이는 듯하면서 보이지 않는다.
매일 새벽 2시쯤 잠드는 생활을 건강에 좋다고 생각하

며 하는 사람은 없겠지만 그것에 익숙해지면 밤이 늦어도 잠이 오지 않는다. 원래는 몸을 쉬게 해야 하는 시간이다. 그런데 '밤늦게까지 잠이 오지 않는다'는 핑계로 생활습관을 바꾸지 않고 건강하지 않은 생활을 계속한다.

꿈을 이루기 위해 열심히 일하거나 공부를 하는 사람은 많다. 그런데 평생 건강한 몸을 위해 노력하려는 사람은 얼마나 있을까? 병에 걸리면 건강에 대한 의식이 높아진다. 그러나 병이 나으면 대부분은 다시 건강의 소중함을 망각하고 건강이란 아무것도 하지 않아도 당연히 존재하는 것이라고 착각한다.

밤 10시까지 일하고 집에 돌아와 밥을 먹고 목욕을 한다. 밤을 새울 생각은 없었겠지만 이런 생활을 계속하면 밤 12시를 훌쩍 넘기게 된다. 그 시간까지 활동하면 금방 잠을 자려고 잠을 청해도 쉽게 잠이 들지 않는다.

인간의 몸은 해가 지고 몇 시간 뒤인 밤 10시에는 휴식을 취하고 아침 5시경에 눈을 뜨려 한다. 밤 12시 넘어 잠자리에 들면 아침 5시에는 일어날 수가 없다. 몸은 액셀을 밟고 하루를 시작하려고 하지만 머리는 '나른해', '계속 자고 싶어'라며 사이드브레이크를 걸려고 한다. 이럴 때는 벌떡 일어나 활동을 시작하고 일찍 잠자리에 드는 것이 건강에 좋다.

건강하지 않은 행동이 쌓여 병에 걸려도 의사는 병명을 진단할 뿐이지 그러한 생활습관이 원인이라고 상세히 설명해주지 않는다.

그중에서도 고혈압, 당뇨병, 고지혈증 등 여러 가지 생활습관병의 원인이 되는 내장지방형비만인 사람은 특히 주의해야 한다.

고혈압, 고혈당, 고지혈증 중 2개 이상에 해당하고

내장지방형비만인 사람에게는 대사증후근이라는 진단이 내려진다. 대사증후군이 되지 않는 생활습관을 지키면 심혈관계 질환에 걸릴 위험도 크게 줄어든다.

지방세포는 중성지방을 축적하는 곳으로 인식되는 경향이 있지만, 지방세포는 몸에 필요한 여러 가지 물질을 생성한다. 그중 하나가 아디포넥틴(adiponectin)이라는 단백질이다. 이 성분은 혈관의 손상된 곳을 복구하여 동맥경화증을 예방한다.

그런데 내장지방이 증가하면 아디포넥틴이 잘 분비되지 않는다.

세계 각국에서 대사증후군인 사람이 증가하고 있다. 생활습관병을 예방하기 위해 신경 써야 할 점은 그리 많지 않다. 식생활, 일하는 방식, 수면, 운동 습관을 바르게 개선하면 된다.

대사증후군과 구별하기 힘든 병으로는 비만증이 있다.

● 비만증은

□ **BMI 25 이상**
　이며
□ **다음 10개 항목 중 1개 이상 해당하고 체중 감량 치료가 필요한 경우,**

내당능장애	2형당뇨병	고지혈증
고혈압	고뇨산혈증	통풍
지방간	관동맥 질환	뇌경색
뼈·관절질환	수면시 무호흡증후군	월경 이상

● 대사증후군은

□ **내장지방 축적** (배 둘레 : 남성 85cm 이상, 여성 90cm 이상)
□ **고혈당** (공복 시 혈당 110mg/dl 이상)
□ **고지혈증** (중성지방 150mg/dl 이상, HDL 콜레스테롤 40mg/dl 미만)
□ **고혈압** (130mg/dl 이상 / 85mg/dl 이상)
　중 2가지 이상이 해당한다.

대사증후군 진단

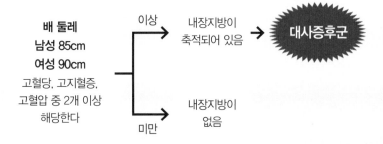

BMI = 몸무게(kg) ÷ 키(m)의 제곱

일본에서는 BMI 지수가 25 이상이면 비만이라고 규정한다. 그런데 BMI 25 이상이어도 대사증후군이 아닌 사람도 있다. 대사증후군은 어디까지나 복부 둘레가 남성은 85cm, 여성은 90cm 이상이며 고혈당, 고혈압, 고지혈증 중 2가지를 앓는 경우를 가리킨다.

어떻게 생활습관을
개선하면 될까?

먼저 생활습관 개선은 자신이 어떤 상태인지 병이 있는지 없는지를 인식하는 것에서 시작된다. 대사증후군인지 감염증인지 심혈관 질환인지 기본적인 내용을 알아두자.

병은 자신의 몸을 쉬게 해주는 존재다. 병에 걸리고 싶지 않다면 병에 걸리기 전에 충분히 휴식을 취해야 한다.

몸을 무리하게 하지 않는 것이 전제다. 사람들은 연

휴나 여름휴가를 쉬어야 하는 기간이니까 쉬는 경향이 있다. 그러지 말고 재충전을 위해 능동적으로 휴식을 취하자. 피곤하다는 감각이 없어도 쉬는 것이다. 유급휴가도 다 소진하자. 공휴일만으로는 개인적인 일정에 치여 충분히 휴식을 취할 수 없다.

라디오와 TV에서는 '열사병을 예방하는 차원에서 수분을 충분히 섭취하세요', '목이 마를 때는 이미 늦어요'라고 매일 같이 말한다. 그러나 '피곤하다고 느끼기 전에 휴식을 취하세요'라고는 아무도 말하지 않는다.

우리는 무엇을 위해 일하는 것일까? 건강하게 오래 살기 위해, 풍요로운 인생(경제적, 정신적)을 살기 위해서 일한다. 일은 그것을 함으로써 자신의 만족감과 성취감을 얻고 경제적인 보수도 따라온다. 그래서 여행도 할 수 있고 맛있는 음식을 먹을 수도 있다. 그것이 또 일에 대한 동기부여가 된다.

의사도 능률을 생각하면 8시간만 일해야 한다. 월 150~200시간 야근을 하는 것은 환자에게 도움이 되지 않는다. 내가 일본의 대학병원에 부임했을 때는 모두 매일 밤 10시경까지 야근을 했었다. 나는 6시에 퇴근하도록 지시했다. 근무 시간이 확 줄었지만 같은 업무량을 처리할 수 있었다. 업무 효율이 향상된 것이다. 일이 끝나지 않는다는 것은 전부 핑계이며 자신이 그렇게 하고 싶어서 하는 것일 뿐이다.

자신은 건강하고 아무 병도 없다는 사람도 다음 항목에 해당하지 않는지 살펴보자.

□ 자주 짜증이 난다.

□ 잠이 쉽게 들지 않는다.

□ 식욕이 없다.

□ 몸이 나른하다.

□ 집에 돌아온 뒤나 휴일에는 아무것도 하고 싶지 않다.

이것은 몸이 지쳐있다는 신호다. 머리로는 '더 열심히 할 수 있어', '아직 괜찮아'라고 생각할지도 모르지만, 나쁜 생활습관을 갖고 있으며, 매일 충실히 인생의 참맛을 느끼는 인간다운 생활과는 거리가 있다.

독일에서는 서너 시간 수술을 하면 다른 의사와 교대를 하고 야근은 부득이한 상황에서만 하루 1시간 허용된다. 유급 휴가는 연 5주를 취득하는 것이 의무이다. 몸에 무리가 가면 업무에 지장을 주므로 환자에게 진정한 도움을 줄 수 없다는 생각이다.

자신이 건강을 유지하려고 노력하지 않으면 아무도 지켜주지 않는다. '병에 걸리면 의사에게 가면 된다'는 생각은 상책이 아니다. 어느 날 갑자기 쓰러지기 전에 대처해야 한다.

하고 싶은 일과 건강을 저울질해보자. 건강하기에 일할 수 있고 인생을 즐길 수 있는 것이다. 그러니 피곤하지 않아도 규칙적으로 휴식을 취하자.

그러면 업무 능률이 오르고 피로가 쌓이지 않으며 식욕이 솟는다. 변비에 걸리지 않고 잠도 잘 올 것이다. 휴식으로 얻는 이점이 많다는 것을 느끼며 점점 더 건강한 생활을 하고 싶어진다. 무엇이 인생에서 정말 중요한지 생각하며 우선순위를 지키자.

건강한 사람은 어떤 식으로 휴식을 취할까?

평일에는 매일 밤늦게까지 일하고 녹초가 되어 쉬는 것은 사실 휴식이라고 할 수 없다. 휴식의 최대 목적은 머리(정신적 피로)를 회복하는 것이다. 머리는 그렇게 쉽게 회복하지 않기 때문이다.

일류 운동선수가 큰 부상을 당하고 오랫동안 경기에 나가지 못하는 일이 종종 있다. 부상은 완전히 나았고 테크닉도 그렇게 크게 떨어지지 않았는데 이상하게 시합에서 이기지 못한다.

예전에는 당연히 이길 것 같았던 감각이 떠오르지 않는 것이다. 육체적인 면이 아닌 머리가 기능하지 않게 된 것이다. 혹독한 환경에서 일했던 사람도 몸이 망가져 장기간 입원 생활을 하면 병이 나아도 예전처럼 일하기 힘들어진다.

심리적 피로를 치유하려면 자주 휴식을 취해야 한다. 1주일에 이틀을 쉬자. 일하는 날에도 2시간에 15분은 쉬도록 하자.

휴식 시간이 정해져 있는 사람은 요의가 없어도 화장실에 가는 것도 좋다. 뇌에 전달되는 혈류도 개선되어 재충전을 할 수 있다. 되도록 머리가 맑은 상태를 유지하며 일하는 것이 집중이 잘 되므로 업무 능률도 오른다.

개인적인 시간도 마찬가지다. 스키를 한 시간 타면 '피곤한다'는 감각이 없어도 휴식을 해야만 부상을 피할 수 있다. 근육에 산소가 도달하지 않아 경직되어 자세가 무너졌을 때 뼈가 부러질 수 있다. 운전할 때 2시간 간격으로 쉬도록 하는 것도 마찬가지다. '피곤하다'는 느낌이 들기 전에 쉬는 것이 요령이다.

건강관리는 세포 수준에서 해야 한다. 벼가 충분히 자라려면 항상 충분한 물이 공급되어야 한다. 세포도 그렇다. 미토콘드리아를 수분에 잠기게 해야 한다. 하루 2리터는 수분을 섭취하자.

몸에 수분이 부족해도 사람은 쉽게 알아차리지 못한다. 목이 마를 때는 논에 물이 절반으로 줄어든 상태와 같다.

인간의 몸은 논밭처럼 단번에 전체적으로 물을 흘려넣을 수 있는 구조가 아니라 투입구가 정해져 있다. 물을 섭취하는 곳은 한 곳뿐이며 서서히 몸 구석구석으로 침투해간다. 수분을 구석구석 퍼지게 하려면 자주 수분을 섭취해 비축해둔다는 의식이 있어야 한다. 그렇지 않으면 장기와 세포가 제대로 기능하지 못한다.

하루 이틀 음식을 먹지 않고 일한다고 굶어 죽진 않는다. 반나절 아무것도 마시지 않아도 활동할 수는 있다. 그러나 피로감을 느낄 때는 이미 늦었다. 왜 목이 마르기 전에 물을 마셔야 하는지 몸소 알고 있는 사람은 병에 걸리지 않는다. 이 감각이 건강을 증진하고 유지하는 데 가장 도움이 된다.

자신이 목표로 삼은 것까지 일하기 위해 휴식을 취하지 않는다. '아직 더 할 수 있어!'라는 뇌의 지시는 악마의 속삭임이다. 업무 능률도 오르지 않는데 계속 일하면 점차 타성에 젖는다. 그것이 습관이 되면 건강관리를 소홀히 하게 되고 생활습관병에 걸린다.

심리적 안정감은 자율신경의 균형을 잡아주고 본인이 생각하는 것보다 더 크게 건강에 영향을 미친다. 결실이 있는 인생, 풍요로운 인생을 살고 있다는 느낌이 건강을 지킨다.

선천성, 유전성 질환은 10% 미만에 불과하며 병의 대부분은 생활습관병에서 온다. 많은 이는 병은 갑자기 오는 것, 나이를 먹으면 걸리는 것이라고 착각한다. 그러나 사실은 면역력이 떨어져 있어서 감염증에 걸리는 것이다. 암도 그렇다.

파김치가 된 몸으로 보내는 휴일은 휴일이 아니다. 2시간마다 15분간 휴식을 취하자. 그때는 몸을 쉬게 할지 머리를 쉬게 할지 재충전할 곳을 정하고 쉰다.

오감을 신선한 상태로 두지 않으면 재충전을 할 수 없다. 그저 침대에 누워있기만 해서는 별 효과가 없다는 말이다.

누워서 스마트폰을 만지작거리거나 TV를 보면 오감이 충전되지 않는다. 이것은 병으로 가는 길이다.

휴일에 하고 싶은 일을 하면 심신이 치유되는 느낌이 들겠지만, 사실 이것은 건강에 좋지 않은 행위다. 자신의 힘(정신력, 기력, 체력)을 유지할 수 있는 것이 건강한 생활이다.

미술관에 가거나 맛있는 음식을 먹거나 친한 사람과 만나는 등 다양한 방법으로 교감신경을 자극할 수 있다. 그러면 부교감신경이 따라와서 혈관이 확장되고 혈류가 원활해지며 뇌(腦)내 호르몬인 엔도르핀이 분비되어 감동이나 상쾌함, 만족감을 느낀다.

일찍 자고 일찍 일어나는 것은 우리 생활에서 첫 번째로 지켜야 하는 원칙이다. 밤 11시에는 자고 아침 5시에는 일어나자. 아침 일찍 일어나는 것을 권하는 이유는 생체 리듬을 바로잡는다는 의미도 있지만, 아침 시간은 오후의 몇 배나 생산적으로 보낼 수 있기 때문이다.

자율신경의
균형을 잡으면
건강해진다

　　　　　　자율신경을 의식하지 않으면
항상성(외부 환경과 생물 체내의 변화에 대응하여 순간순
간 생물 체내의 환경을 일정하게 유지하려는 성질을 말한
다)이 먼저 망가진다. 젊었을 때는 쉽게 유지되지만,
자율신경의 균형은 나이가 들면서 점점 무너진다.

　신체 감각을 민감하게 관찰하게 되면 교감신경과 부
교감신경 중 어느 쪽에 스위치가 켜져 있는지 알게 된
다. 좀 피곤하다 싶으면 부교감신경 스위치를 켜기 위
해 일찍 휴식을 취할 수 있게 된다.

영양제나 스태미나 요리를 먹는다고 활력이 나아지지 않는다. 활력은 자율신경의 역치를 높이는 행동을 반복함으로써 길러진다.

예를 들어 새로운 일에 도전하거나 처음 가보는 곳을 여행하거나 연극을 보고 감동해보자. 감성을 풍부하게 하는 행동은 신경을 자극하기 때문이다.

역치(閾値) 수준을 파악하려면 자율신경이 지나치게 활성화하지 않는지에 눈여겨봐야 한다. 잠을 잘 이루지 못한다, 항상 초조하다, 언제나 일에 집중하지 못한다. 이런 사람은 교감신경 역치가 낮은 상태다.

사소한 일에도 금방 아드레날린이 과다 분비되므로 그것을 완화하기 위해 폭식과 폭음을 해 부교감신경을 자극하려고 한다.

또 수면 시간은 충분한데도 기력이 없거나 툭하면 눈물이 나거나 쉽게 포기하거나 사소한 일에 걱정을 하거나 고민이 되는 사람은 그와 반대로 부교감신경의 역치가 낮은 상태다. 정년퇴직을 앞두고 있거나 자녀 양육을 마쳐서 자극이 없어지거나 취미도 없어서 무감동, 무기력한 상태로 생활을 하는 경우가 많다.

□ 손발이 차다.

□ 덥지 않은데 땀이 난다.

□ 감정이 불안정하다.

□ 일찍 자고 일찍 일어나지 못한다.

□ 기력이 없다.

□ 폭식과 폭음을 자주 한다.

□ 감정을 표현하지 않는다.

이 중 2개 이상 해당하면 위험한 수준이며 자율신경 실조증일 가능성이 있다. 왠지 모르게 몸이 좋지 않은 상태는 심각하게 여기지 않고 넘기기 쉽지만, 이 증상이 몇 년씩 계속되면 생활습관병에 걸려 중대한 병으로 발전할 수 있다.

활동을 별로 하지 않고 교감신경을 자극하지 않는 생활을 하면 역치가 내려간다. 그로 인해 부교감신경의 역치도 내려간다. 양쪽이 다 내려가면 활력이 없고 만사가 귀찮다. 외출도 하지 않고 방에 틀어박혀 있으면 몸은 항상성의 작용으로 인해 그 상태를 유지하려 하므로 점점 더 활력이 없고 무감동한 생활을 하게 된다.

그러면 꼼짝도 하기 싫어서 가공식품이나 패스트푸드에 손이 가고 결국 균형 잡힌 식사를 할 수 없게 된다.

몸은 교감신경을 자극하도록 요구하므로 머리로는 활동하기를 원하지만 자율신경 역치가 떨어져 있어서 움직일 기력이 없다. 그래서 알코올이나 담배 등 손쉽게 교감신경을 자극하는 수단을 이용한다. 이것들은 의존성이 있으므로 점점 더 술이나 담배에 의지하게 된다.

인생의 풍요로움은 돈이나 시간에 여유가 있는 것만 아니라 아름다운 것을 아끼고 자연의 변화를 만끽하며 다채로운 감정을 느낄 수 있는 것과 접함으로써 키워지는 것이 아닐까?

휴일에 '피곤해 죽겠네'라며 움직일 기력이 없는 것은 체력이 소모되어서가 아니라 평일에 머리를 사용하기만 해서 교감신경 과다로 피로감이 해소되지 않기 때문이다.

아무것도 할 엄두가 나지 않으므로 제대로 영양을 섭취하지 않고 그러면 점점 더 건강하지 않은 상태가 된다. 당연히 머리 회전도 잘 안 된다.

주말에는 부교감신경 역치를 높이기 위해 '오늘은 외출하길 잘했네. 내일부터 또 열심히 하자'라고 생각되는 일을 해보자.

운동도 좋고 풍요로운 자연을 보러 가는 것도 좋다. 축 처져서 아무것도 하지 않으면 역치가 오르지 않으므로 머리가 재충전되는 일을 하자.

또 '필요한 것을 사기 위해', '용건을 마치기 위해' 사람이 많은 곳으로 나가서 휴일을 근무일처럼 지내면 자율신경이 강화되지 않는다.

다음날부터 일하러 가야 한다면 오후 두세 시에는 집으로 돌아와 따뜻한 물로 샤워를 하자. 부교감신경이 활성화된다. 잠이 오면 1시간 정도는 낮잠을 자도 괜찮다. TV를 보거나 가볍게 산책을 하는 등 교감신경이 과도하게 활동하지 않도록 지내다가 저녁 6시가 되면 식사를 하자. 컴퓨터나 스마트폰을 늦게까지 사용하지 않고 TV도 되도록 빨리 끄고 독서를 하거나 느긋하게 시간을 보내며 밤 10시에는 잠자리에 들자.

운동을 자신에게
처방하고 있는가?

운동은 몸을 움직이는 행위다. 몸을 움직이는 한 사람은 살아있다. 몸을 움직이면 혈액 순환이 원활하게 이루어져 몸에 쌓여 있던 노폐물이 배출된다. 또 운동한 뒤 느끼는 상쾌함은 스트레스를 해소한다.

운동은 몇 살이 되어도 효과가 있으므로 90세가 되어도 근력을 강화할 수 있다고 하니 다음과 같은 효과를 기대할 수 있다. 당뇨병, 암, 심근경색과 같은 병에 걸릴 위험도 커진다.

① 체중 감량 효과

② 근육위축, 골다공증 예방

③ 생활습관병 개선

④ 심근 기능 향상

⑤ 자율신경 역치 향상

최고 혈압과 최저 혈압의 차이를 맥압이라고 한다. 맥압이 클수록 혈액이 파도치듯이 흘러가며(박동류), 혈관 중막(근육층)을 확장시킨다.

또한 혈관내피 세포가 혈류에 자극을 받으면 NO(일산화질소)가 증가한다. NO는 LDL콜레스테롤 침착과 혈관 산화를 방지하므로 동맥경화를 예방하는 데 도움이 된다.

운동은 혈액 순환을 개선해 맥압을 키운다. 또 새로운 혈관(측부로)이 형성되어 혈류가 개선된다.

고혈압이나 혈압강하제를 복용하는 사람도 심장을

관리하면서 운동을 하는 것이 좋다.

　병에 걸리면 의사에게 처방받은 약을 정해진 양만큼 복용하듯이 적절한 부하를 가하는 운동을 스스로 처방해야 한다.

　TV를 보며 하루 종일 뒹굴뒹굴하는 생활을 계속하면 우리 몸은 그 상태에 적응한다. 그것이 당연한 일이 되어 '나는 움직일 수 없다', '조금만 움직여도 지친다'며 여러 가지를 나이 탓으로 돌린다.

　심장병 환자에게도 안정하는 것이 꼭 좋은 약은 아니다. 개인의 능력에 맞춘 운동을 해야 한다.

　중요한 것은 예전의 자신보다 향상되었는가이며, 평소보다 긴 거리를 산책했는가 빨리 걸어보는 등 일상생활에서 하는 행동부터 바꿔보자.

□ 최근 6개월 내에 병에 걸리거나 부상을 당했다.

□ 스스로 설명할 수 없는 신체적 문제가 있다.

□ 체중 감량이나 과다, 호흡곤란, 혈압에 문제가 있다.

□ 30세 이상이며 오랫동안 운동을 하지 않고 있다.

이 중 하나라도 해당하면 의사와 상의해서 자신에게 적합한 부하 정도를 파악하자.

운동을 계속하는 비결은 손쉽게 즐겁게 하는 것이다. 운동하는 습관이 들면 운동량이 부족할 때 자연스럽게 몸을 움직이고 싶어진다. 머리만 사용하면 흥분 상태가 될 뿐 기분이 좋다는 감각을 별로 느껴지지 않고 휴식을 취해도 자율신경 역치가 낮은 상태이며 피로감이 좀처럼 풀리지 않는다.

근육의 피로는 잠을 푹 자면 금방 회복되며 엔도르핀도 나와서 상쾌함을 느낄 수 있다. 몸을 움직이는 기분이 좋은 느낌을 맛보면 운동을 계속할 수 있다.

혈관의
유연성을 강화하는
스트레칭

혈관의 중막은 근육으로 형성
된다. 근육이 부드러우면 혈관 탄력성도 상승한다. 스
트레칭으로 혈관의 유연성을 강화할 수 있다.

다음에 소개하는 스트레칭을 나는 매일 스트레칭 보
드 위에서 하고 있다. 바닥에서 해도 되지만 스트레칭
보드를 사용하면 더욱 효과적이다. 스트레칭 보드는
피트니스 도구를 판매하는 가게에서 살 수 있다. 몸이
쭉 펴져서 기분이 좋아지는 정도로 한 동작에 20초 정
도 해보자. 상반신, 하반신, 체간이 스트레칭이 된다.

혈관을 강화하는 스트레칭 ①

1 똑바로 선 자세로 두 손을 앞으로 쭉 내밀 듯이 천천히 뻗는다.

2 양쪽 견갑골을 붙이는 느낌으로 두 팔을 뒤로 뻗는다.

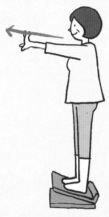

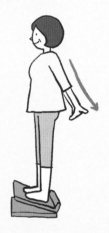

3 한 손을 옆으로 뻗고 팔꿈치에 다른 한 손을 걸고 뒤로 쭉 당긴다. 좌우 번갈아가며 한다.

4 머리 뒤로 '왼-팔꿈치'를 오른손으로 가져가 '왼-팔꿈치'를 오른손으로 잡고 아래로 당긴다. 최대한 아래로 당긴 채 20초간 정지한다.

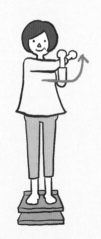

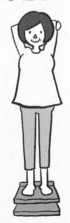

혈관을 강화하는 스트레칭 ②

1 무릎에 손을 대고 뒤꿈치가 들리지 않도록 몸을 숙인다. (무릎은 딱 붙인다.)

2 상체를 앞으로 숙이고 무릎에 손을 대고 뒤로 누르면서 다리를 쭉 편다.

3 무릎에 손을 대고 좌우로 천천히 돌린다.

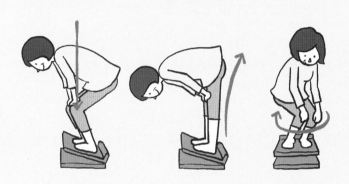

4 숨을 내쉬면서 상체를 앞으로 숙이고 한쪽 발을 굽히고 손을 아래로 뻗는다. 반대쪽 다리를 편다. 좌우 번갈아가면서 한다.

5 반동을 주지 않고 숨을 내쉬면서 어깨의 힘을 빼고 앞으로 숙인다. 이 동작을 여러 번 한다. (상체를 일으킬 때는 무릎을 구부린다.)

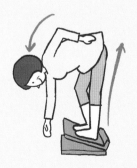
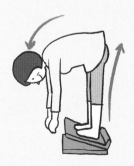

누워서 하는
트레이닝으로
혈류를 늘린다

　　　　　　　　운동 습관이 없어서 하루 종일
뒹굴뒹굴하면 혈류가 정체되어 근섬유가 퇴행하고 근
력이 떨어진다. 관절도 움직여지지 않게 된다.

　우리 몸은 적절한 부하를 주지 않으면, 그 상태에 적
응해간다. 운동은 상쾌함을 느끼게 하고 스트레스 해
소와 면역력 향상에도 효과적이다.

　주 2천kcal을 운동으로 소모하면 수명이 10~20년

늘어난다고 한다. 운동을 싫어하는 사람도 자신이 할 수 있는 범위에서 훈련하는 것이 중요하다.

여기서는 누워서 할 수 있는 트레이닝법을 소개한다. 심장 질환자도 할 수 있는 운동이다. 몇 종류를 하루에 여러 번 해보자. 누워서 하는 트레이닝을 하다가 조금씩 신체 능력에 적합한 부하를 가한 운동으로 옮겨가자.

누워서 하는 트레이닝

1 발바닥은 바닥에 댄 채 왼–무릎을 천천히 구부린다. 최대 10회.

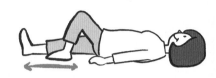

2 무릎을 쭉 편 채로 발끝을 위아래로 움직인다.

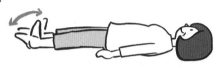

3 종아리→허벅지 순으로 근육을 긴장시킨다. 이것을 2회, 한쪽 다리씩 반복한다.

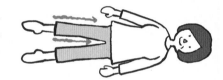

4 발뒤꿈치를 바닥에 붙인 상태에서 두 발을 허리 너비로 벌린다. 발끝을 위로 향하고 바깥쪽으로 벌리고 나서 천천히 안쪽으로 움직인다.

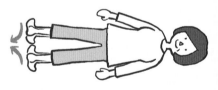

5 무릎을 구부리고 두 발바닥을 딱 붙인다. 두 무릎을 바깥쪽으로 동시에 움직여 3까지 센 뒤 원래 위치로 돌아가 다시 붙인다.

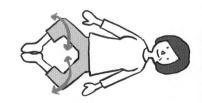

6 똑바로 누운 자세에서 무릎을 세운다. 엉덩이를 2~3cm, 침대에서 들어 올렸다가 천천히 원래 위치로 되돌린다.

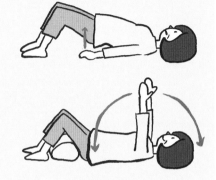

7 가능하면 무릎 밑에 긴 베개를 넣고 똑바로 눕는다. 손바닥을 가볍게 몸을 향하고 엄지손가락이 위를 향하도록 하고 오른쪽→왼쪽→두 팔 순으로 머리 높이까지 들어 올린다.

8 가능하면 무릎 밑에 긴 베개를 넣고 똑바로 눕는다. 손바닥 하나만큼 팔을 몸에서 떨어뜨리고 평행하게 둔다. 팔을 10cm 정도 바닥에서 띄우고 주먹을 쥔 다음 손가락을 펴는 동작을 오른쪽→왼쪽→두 팔 순으로 한다. 다음에는 다시 한 번 10cm 정도 팔을 바닥에서 띄우고 손으로 원을 그린다. 오른쪽→왼쪽→두 팔 순으로 한 다음 두 손바닥을 바닥에 대고 3까지 센 다음 다시 처음부터 반복한다.

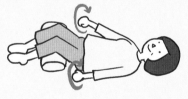

9 똑바로 누운 자세에서 팔은 몸에 평행하게 둔다. 오른발→왼발→두 발 순으로 발뒤꿈치를 바닥으로 지그시 누르며 3까지 센다. 다음을 엉덩이에 힘을 주고 3까지 센 다음 숨을 내쉬면서 힘을 뺀다. 같은 동작을 견갑골, 어깨, 팔, 머리 부위에도 한다. 릴랙스하면 다시 한 번 오른발→왼발→두 발 순으로 발뒤꿈치를 바닥으로 지그시 누르며 마지막으로 머리 부위를 3초간 한다. 그런 뒤 천천히 머리부터 발뒤꿈치에 이르기까지 차례차례 긴장을 푼다.

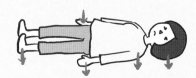

걷는 법을 바꾸면
자세가 바뀐다!

올바른 보행법은 누구나 익혀야 하는 기본 항목이다. 걷는 법이 좋지 않으면 자세가 나빠지고 자세가 나쁘면 내장에 부담이 가해져 척추가 휜다. 호흡이 잘 되지 않아 폐를 제대로 사용하지 못하므로 횡격막이 잘 움직여지지 않고 산소가 들어가지 않아 유산소운동을 해도 효과가 떨어진다.

인간은 왜 앉아있을까? 앉아있는 게 더 편하기 때문이다. 그런데 그때 자세가 흐트러지는 사람이 있다. 자세치료가인 나카노 다카아키 씨는 그것은 잘못된 방식으로 걷기 때문이라고 지적한다.

나는 통증이 없어도 카이로프랙틱(chiropractic, 미국에서 만들어진 수기치료법으로 별도의 수술 장비 없이 손으로만 관절과 인대, 근육막에 자극을 가해 비뚤어진 척추를 교정한다)을 받는다. 네다섯 시간에 걸친 수술을 하면 자세가 비뚤어지기 때문이다. 통증이나 거북함이 없어도 월 1회 관리를 받으러 가면 척추가 휘어져 있다는 말을 듣는다.

자신의 어디가 안 좋은지도 모르고 생활하는 사람이 많다. 자세가 나쁘면 고관절과 슬관절도 나빠진다.

1주일에 1회, 1시간만 걸어도 심근경색이 일어날 위험이 절반으로 줄어든다고 한다. 심장을 관리하면서 골격을 바르게 사용하고 신진대사를 높이는 것이 파워-워킹이다. 15분마다 맥박을 재면서 유산소운동 범위에서 하면 필요한 산소를 100% 몸에 공급할 수 있다.

또 제2의 심장이라고 하는 종아리를 충분히 사용하는 방식으로 걸어야 심장의 부담이 줄어든다. 지금까지 수천 명이 파워-워킹을 실천했다.

●파워-워킹의 효과

☐ 일반 걷기보다 에너지 소비를 많이 한다.

☐ 심장과 폐 등 순환기계가 강화된다.

☐ 신진대사가 향상된다.

☐ 면역력이 향상된다.

☐ 스트레스가 해소된다.

☐ 뇌가 활성화된다.

☐ 혈당치와 콜레스테롤 수치가 떨어진다.

☐ 골다공증이 개선된다.

☐ 어깨 결림이 사라진다.

☐ 변비가 해소되고 소화도 잘 된다.

파워-워킹을 하는 방법

❶ 발을 뒤꿈치부터 땅에 딛는다.

❷ 발끝을 향해 발바닥 전체로 롤링한다.

❸ 팔은 직각으로 굽히고 앞뒤로 흔든다.

❹ 손은 계란을 쥐듯이 자연스럽게 주먹을 쥔다.

❺ 4~6m 앞을 보면서 경관을 즐기며 걷는다.

❻ 가슴과 등을 곧게 펴고 어깨에 힘을 뺀다.

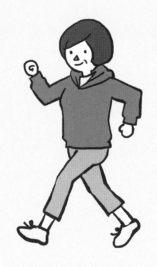

*평소보다 1.5배 정도 빠른 속도로 걷는다.

*15분마다 맥박을 잰다. (10초간 재고 6배 한다.)

*목표심박수의 상한((220−나이)×0.75)을 넘지 않도록 한다.

식사는 너무 어렵게
생각하지 않는다

　　　　　　먼저 현대인의 식생활을 보면
열량 과다 섭취가 문제다. 사무직으로 일하는 사람에
게 필요한 열량은 남성이 2000kcal, 여성이 1700kcal
정도이지만, 실제로는 남녀 모두 300~500kcal을 과
다 섭취한다고 한다. 이미 필요한 열량을 충족했는데
도 '더 먹고 싶어서' 비만이 되어간다.

　몸에 들어오는 에너지보다 소비하는 에너지가 많으
면 체중이 감소한다. 일단 자신의 표준체중을 아는 것
부터 시작하자.

> **표준체중 = 키(m) × 키(m) × 22**

키가 170cm라면 1.7 × 1.7 × 22 = 63.6kg이 표준체중이다.

이것을 기준으로 염분을 과다 섭취하지 않고 지방이 많은 음식을 먹지 않는 식단을 실천해야 한다. 혈액의 염분 농도가 상승하면 몸은 부신피질에서 알도스테론이라는 호르몬을 분비해 혈액량을 늘린다고 앞서 말했다. 그러면 혈압이 높아진다. 지방은 동맥경화의 요인이라는 것도 앞에서 설명했다.

혈당이 상승하면 췌장의 베타세포에서 인슐린이 분비된다. (인슐린 반응) 글리코겐은 식후 혈당을 급격히 올리므로 그러면 그만큼 인슐린이 많이 분비된다. 인슐린 반응이 상승하면 혈중에 과도하게 인슐린이 분비된다. 인슐린 활동으로 인해 장기가 당을 흡수해 에너지원으로 삼을 수 있지만, 인슐린은 지방을 지방세포에 흡수하거나 지방 분해를 억제하는 활동도 하므로 인슐린이 과다 분비되면 지방이 쉽게 축적된다.

단백질도 당으로 분해되긴 하지만 그러려면 시간이 걸리므로 급격히 혈당이 올라가진 않는다. 또 지방은 분해되어도 당으로 전환되지 않는다.

탄수화물은 특별히 의도하지 않아도 많이 섭취하기 쉬우므로 좀 적은 듯하게 먹고 단백질을 충분히 먹자. 한 끼에 내 배의 7~8부 정도 먹으면 적당하다. 하루 세끼든 네 끼든 상관없다.

영양소에 관해 '위장의 핵심 역할은 뇌의 혈류를 촉진한다', '아세틸콜린과 글루타민은 기억력을 향상시킨다'고들 하는데, 보통 사람이 이해하기 쉬운 말은 아니다.

그러나 너무 어렵게 생각하지 말고 기본적인 식생활

을 제대로 실천하면 된다. 누구나 알고 있는 정보를 실천하면 되는 것이다.

채소는 식이섬유가 풍부하고 영양소 흡수를 늦추며 많이 씹어야 삼킬 수 있으므로 식욕을 억제하는 효과도 있다. 그러므로 양을 신경 쓰지 않고 적극적으로 섭취하자. 혈당치를 조절하는 역할도 있다. 정제된 쌀이나 빵보다는 현미나 보리, 전립분 빵을 먹자.

생선류에는 불포화지방산(오메가3 불포화지방산)이 풍부하게 들어 있다. 혈액을 맑게 하고 혈중 지방수치를 떨어뜨리는 작용도 하므로 육류보다 적극적으로 섭취하면 좋다.

여기서 주의해야 할 점은 체중 감량을 위해 음식을 먹지 않는 것이다. 그러면 영양실조에 걸릴 수 있으며 신진대사가 떨어져 체중이 줄기는커녕 오히려 몸이 지방을 축적하려고 한다.

또 근육량과 골량이 감소해서 체형이 망가질 우려가 있다. 근육이 줄면 인슐린 활동이 저하하기도 한다.

또 내장지방이 많거나 고혈당이면 인슐린 작용 자체가 약해진다. (인슐린 저항성)

탄수화물을 제한함으로써 인슐린 반응이 원활해진다. 탄수화물과 지방을 과다 섭취하면 비만이 되기 쉽다. 탄수화물과 지방을 삼가고 단백질을 충분히 섭취하는 식생활이 심혈관 질환에 걸릴 위험을 줄여준다.

뇌는 포도당을 에너지원으로 삼으므로 탄수화물을 삼가면 머리가 돌아가지 않을 텐데? 또 당분에서 생성되는 글리코겐은 간장과 근육에 저장되고 운동과 같은 활동에 쓰이는데 운동에 지장을 주진 않을까? 이렇게 불안해하는 사람도 있을 것이다.

그러나 우리 몸에서는 탄수화물이 부족하면 간장이

단백질을 분해한 아미노산을 이용해 당분을 만들어내므로 그런 걱정은 하지 않아도 된다. (이것을 당신생이라고 한다.)

롤 모델로 삼을 식사 방법은 얼마든지 있다. 현대인의 식사는 열량을 제한해야 할 정도로 풍요롭다. 그러나 너무 복잡한 방법은 실천하기 어려우므로 영양소는 단백질과 채소를 듬뿍 섭취하고 탄수화물은 적은 듯하게 섭취한다는 점만 기억하면 균형 잡힌 식사를 할 수 있을 것이다.

주치의의
중요함

　독일에는 주치의 제도가 있다. 정기적으로 그 사람의 체질과 생활습관을 근거로 어떤 병에 걸릴 위험이 있는지 개별적으로 진단한다. 응급 상황을 제외하면 어떤 병이건 일단 주치의와 상담하게 한다.

　환자에게 주치의란 '자신의 건강 상태를 파악하고 어떤 병이건 몸이 안 좋을 때 진찰을 해주며 병이나 치료에 관해 설명해주는 존재이다. 또 언제든 필요할 때

전문의를 소개해주는 존재'다. 일본에는 그렇게 명확한 제도는 없지만 신뢰할 수 있는 단골 의사(주치의)를 만들어두기를 권한다.

병에 관해 잘 모르니까 의사에게 다 맡긴다는 생각이 아니라 이해되지 않는 것은 뭐든지 질문해서 치료 방침을 정하는 것이 자신의 역할이라고 생각하자.

주치의가 직접 진찰할 수 없는 응급상황에 대응해줄 병원이나 의사도 소개받을 수 있다는 점에서도 안심할 수 있다.

의사 입장에서도 주치의가 써준 소개장을 받으면 환자에 관한 정보를 얻을 수 있으니 한결 편하게 진료할 수 있다.

응급상황에서 진료해야 할 때 그 환자가 어떤 약을 먹고 있는지만 알아도 의사는 많은 정보를 얻을 수 있기 때문이다.

대형병원이니까 믿을 수 있다. 유명한 대학병원 교수니까 수술을 잘하겠지. 이렇게 생각하지 말고 그 병에 관해 어떤 치료 실적이 있는지 확인하자.

의사가 자신이 원하는 전문분야를 선택할 수 있지만, 미국이나 독일에서는 전문의의 수는 임상경험 건수에 맞춰서 결정된다. 이것은 전문의 인증에 충분한 임상 경험이 요구되기 때문이다. 독일에서는 대학을 졸업하면 6~8년간 약 5백 건 수술을 한다. 그 뒤 비로소 전문의로 인정받고 본격적인 커리어를 시작한다.

의료업계에서는 교수를 논문 수로 평가한다. 즉 일류대학 계열병원이라고 해서 임상 실적도 일류라는 보장이 없다는 말이다.

또 의료는 대학 내의 서열 관계를 중시한 나머지 어떤 환자의 질병에 대해 담당의가 아무리 실적이 뛰어난 타 병원의 의사를 알고 있어도 같은 대학병원의 의사에게 수술 담당을 맡기는 것이 당연시된다.

또 독일에서는 제삼자기관이 수술을 받고 사망한 사람의 나이와 합병질환 유무 등 그 병원에 관한 내용을 상세하게 조사한다. 병원 측이 정보 공개를 거부하면 금전적인 불이익이 가해진다. 정보 공개가 진행되고 있지만, 아직 미흡한 단계라 할 수 있다.

치료를 받는 사람은 대형병원일수록 최신 설비가 갖추어져 있고 그곳의 권위 있는 교수에게 진찰을 받는 게 더 좋을 것이라고 여기는 경향이 있다.

그러나 병원이 아닌 의사를 보고 선택해야 한다. 신뢰할 수 있는 의사를 발견해 그 의사를 주치의로 삼고 증상에 맞는 좋은 전문의를 소개받자.

그것은 환자가 적합한 의료 행위를 받을 수 있게 하고 병원의 난립과 의사 부족 현상을 해소하며 최종적으로는 의료비가 절감되는 효과로 이어질 것이다.

후기

건강해지는 과정을 즐기고 있는가?

심장병으로 쓰러지는 환자는 '내 인생을 위해 이렇게 하는 거야'라고 몸을 망가뜨리면서까지 노력한 사람이 많다. 그렇게 되기 전에 분명히 어떤 증상이 나타났을 텐데 말이다.

물론 "일은 내 목숨과 같으니 그렇게 쓰러질 만큼 일하는 게 소원이다"라고 호언장담하는 사람도 있다. 그러나 그 사람이 갑자기 병에 걸려 아무것도 못하는 사태가 벌어지면 다른 사람들에게 부담이 가는 것은 물론 막대한 의료비(그 절반은 세금)가 발생한다.

병이 들지 않았고 건강 진단 결과에도 이상소견이 쓰여 있지 않다고 해서 건강한 것은 아니다. 건강한 몸은 나른함이나 피곤함을 느끼지 않는다. 활력이 없는 것은 숨겨진 병이 있다는 전조다.

그러나 사람들은 몸의 소리에 귀를 기울이지 않고 자신이 하고 싶은 것만 계속하다가 몸이 더는 견디지 못하게 되었을 때야 병원에 온다. 몸에 이상이 생기는 것은 20년 뒤, 30년 뒤다.

나도 의사가 되고 10년간은 일에 파묻혀 지냈다. 그러나 심장 수술을 하고 치료를 해도 환자 자신이 생활 방식을 바꾸지 않으면 재발한다는 사실을 깨달았다. 환자의 인생을 이해하고 평생 건강한 몸을 유지할 수 있도록 하는 것이 의사로서 하는 일의 질을 높인다는 것을 알게 되었다. 그 뒤 의료 행위를 중시하던 인생에서 다양한 경험을 통해 환자의 인생을 중심에 놓고 생활 방식을 개선하도록 조언하게 되었다.

사용하지 않으면 없어진다는 말은 우리 몸에도 적용할 수 있다. 우리 몸은 단순히 재생, 복원되기만 하지 않고 스스로 조정하는 성질을 갖고 있다. 우리는 몸과 마음을 충분히 활용했을 때 보람을 느낀다. 그렇게 생각하면 건강을 추구하는 것은 나라는 인간을 최대한 활용하는 것, 삶에 대한 목적 그 자체라고 할 수 있다.

정년퇴직을 맞아 삶의 보람을 잃고 인생을 즐기지 못하게 되어 결국 병에 걸린다. 만약 그 사람이 일하고 있을 때도 취미를 갖고 밖으로 나가서 감동할 수 있는 경험을 충분히 했다면 아무리 나이가 들어도 활기찬 인생을 살 수 있을 것이다.

진정한 건강은 어떤 식으로 자신을 실현할 것인지 추구하는 것이며, 그 결과 국가 예산의 절반을 차지하는 의료비를 삭감하는 것에도 기여한다.

매일 어떻게 하면 건강하게 지낼 수 있는지 생각하

자. 그리고 호기심과 의욕을 솟게 하는 요소를 일상생활에 되도록 많이 집어넣자.

건강은 본인이 인생의 목적을 건강으로 설정해야만 손에 넣을 수 있는 것이다. 인생을 충만하게 하는 방법은 우리 바로 곁에 있다.

미나미 카즈토모

세계 No.1 심장외과의가 알려 주다

심장·혈관·혈압
고민을 해결하는 방법

2019년 11월 12일 1판1쇄 발행

지은이 미나미 카즈토모
옮긴이 이주관 · 오시연

발행인 최봉규
발행처 청홍(지상사)
출판등록 1999년 1월 27일 제2017−000074호

주소 서울 용산구 효창원로64길 6(효창동) 일진빌딩 2층
우편번호 04317
전화번호 02)3453−6111   팩시밀리 02)3452−1440
홈페이지 www.cheonghong.com
이메일 jhj−9020@hanmail.net

한국어판 출판권 ⓒ 청홍(지상사), 2019
ISBN 978−89−90116−06−2   03510

이 도서의 국립중앙도서관 출판시도서목록(CIP)은 e−CIP홈페이지(http://www.nl.go.kr/ecip)와
국가자료공동목록시스템(http://www.nl.go.kr/kolisnet)에서 이용하실 수 있습니다.
(CIP제어번호: CIP2019039598)

약에 의존하지 않고 콜레스테롤 중성지방을 낮추는 방법

나가시마 히사에 / 이주관 이진원

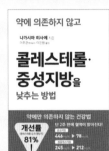

일반적으로 사람들은 콜레스테롤과 중성지방의 수치가 높으면 건강하지 않다는 생각에 낮추려고만 한다. 하지만 혈액 검사에 나오는 성분들은 모두 우리 인간의 몸을 이루고 있는 중요한 구성 물질들이다. 이 책은 일상생활에서 스스로 조절해 나가기 위한 지침서다.

값 13,800원　사륙판(128×188)　245쪽　ISBN 978-89-90116-90-1　2019/4 발행

혈압을 낮추는 최강의 방법

와타나베 요시히코 / 이주관 전지혜

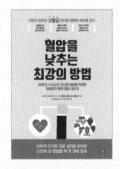

저자는 고혈압 전문의로서 오랜 임상 시험은 물론이고 30년간 자신의 혈압 실측 데이터와 환자들의 실측 데이터 그리고 다양한 연구 논문의 결과를 책에 담았다. 또 직접 자신 혈압을 재왔기 때문에 혈압의 본질도 알 수 있었다. 꼭 읽어보고 실천하여 혈압을 낮추길 바란다.

값 15,000원　국판(148×210)　256쪽　ISBN 978-89-90116-89-5　2019/3 발행

당뇨병이 좋아진다

미즈노 마사토 / 이주관 / 오승민

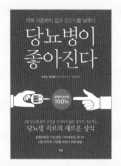

당질제한을 완벽하게 해낸 만큼 그 후의 변화는 매우 극적인 것이었다. 1년에 14kg 감량에 성공했고 간(肝)수치도 정상화되었다. 그뿐만 아니라 악화일로였던 당화혈색소도 기준치 한계였던 5.5%에서 5.2%로 떨어지는 등 완전히 정상화되었다. 변화는 그뿐만이 아니었다.

값 15,200원 국판(148×210) 256쪽 ISBN978-89-90116-91-8 2019/5 발행

우울증 먹으면서 탈출

오쿠다이라 도모유키 / 이주관 박현아

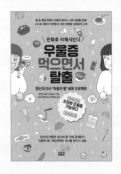

매년 약 1만 명 정도가 심신의 문제가 원인이 되어 자살하고 있다. 정신의학에 영양학적 시점을 도입하는 것이 저자의 라이프워크이다. 음식이나 영양에 관한 국가의 정책이나 지침을 이상적인 방향으로 바꾸고 싶다. 저자 혼자만의 힘으로 이룰 수 없다.

값 14,800원 국판(148×210) 216쪽 ISBN978-89-90116-09-3 2019/7 발행

만지면 알 수 있는 복진 입문

히라지 하루미 / 이주관 장은정

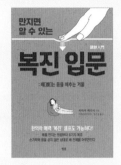

한약을 복용하는 것만이 '한의학'은 아니다. 오히려 그에 앞선 진단과 그 진단에 대한 셀프케어에 해당하는 양생이 매우 중요하다. 이러한 한의학 진단 기술 중 하나에 해당하는 것이 바로 복진이다. 이 책은 기초부터 복증에 알맞은 한약 처방까지 총망라한 책이다.

값 15,800원 　 국판(148×210) 　 216쪽 　 ISBN978-89-90116-08-6 　 2019/8 발행

脈診術 맥진술

오사다 유미에 / 이주관 전지혜

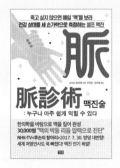

혈액이 원활히 잘 흐르면 몸이 따뜻해져 면역력이 향상하지만, 대체로 자기 몸이 지금 따뜻한지, 차가운지조차 정확히 파악하지 못하는 사람이 많다. 그러나 일상생활 속에서 스스로 혈류 상태를 확인할 수 있는 단 한 가지 방법이 있다. 그것은 바로 '맥진'이다.

값 14,700원 　 국판(148×210) 　 192쪽 　 ISBN978-89-90116-07-9 　 2019/9 발행

한의학 교실

네모토 유키오 / 장은정 이주관

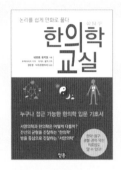

한의학에서는 환부를 부분적으로 진찰하는 것이 아니라 인체를 하나의 통일된 것으로 생각하고 전신의 균형이 흐트러져 있는지를 찾아낸다. 국소적으로는 물론 전체의 컨디션을 조정하는 치료를 실시한다. 원인을 알 수 없는 자각증상에도 쉽게 대응할 수 있다.

값 16,500원　신국판(153×224)　256쪽　ISBN978-89-90116-95-6　2019/9 발행

경락경혈 피로 처방전

후나미즈 타카히로 / 권승원

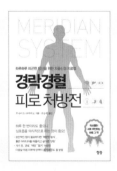

경락에는 몸을 종으로 흐르는 큰 경맥과 경맥에서 갈려져 횡으로 주행하는 낙맥이 있다. 또한 경맥에는 정경이라는 장부와 깊은 관련성을 가지는 중요한 12개의 경락이 있는데, '간경' '심경'이라 부르는 것이 여기에 해당하며, 각각이 관계된 장부의 이름이 붙어 있다.

값 15,400원　국판(148×210)　224쪽　ISBN978-89-90116-94-9　2019/9 발행